S. Zettl · J. Hartlapp
Sexualstörungen durch Krankheit und Therapie

Springer
Berlin
Heidelberg
New York
Barcelona
Budapest
Hong Kong
London
Mailand
Paris
Santa Clara
Singapur
Tokio

Stefan Zettl
Joachim Hartlapp

Sexualstörungen durch Krankheit und Therapie

Ein Kompendium für die ärztliche Praxis

Mit 15 Abbildungen und 17 Tabellen

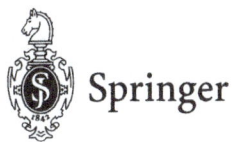

Springer

Dipl. Psych. Dipl. Biol. Stefan Zettl
Psychosoziale Nachsorgeeinrichtung und
Heidelberger Seminar für Psychosoziale Onkologie
Chirurgische Universitätsklinik Heidelberg
Im Neuenheimer Feld 155
69120 Heidelberg

Prof. Dr. med. Joachim Hartlapp
Klinik für Onkologie, Hämatologie und Immunologie
Städtische Kliniken Osnabrück
Am Finkenhügel 1
49076 Osnabrück

ISBN-13: 978-3-642-64563-1   e-ISBN-13: 978-3-642-60809-4
DOI: 10.1007/978-3-642-60809-4

Die Deutsche Bibliothek - CIP Einheitsaufnahme
Zettl, Stefan: Sexualstörungen durch Krankheit und Therapie : ein Kompendium für
die ärztliche Praxis / Stefan Zettl ; Joachim Hartlapp. – Berlin ; Heidelberg ; New York ;
Barcelona ; Budapest ; Hongkong ; London ; Mailand ; Paris ; Santa Clara ; Singapur ;
Tokio : Springer 1997
ISBN-13: 978-3-642-64563-1

© Springer-Verlag Berlin Heidelberg 1997
Softcover reprint of the hardcover 1st edition 1997

Umschlaggestaltung: d'blik, Berlin
Satz: Verlagsservice Teichmann, Mauer
SPIN 10542630   21/3135-5 4 3 2 1 0
Gedruckt auf säurefreiem Papier

Vorwort und Danksagung

Wir möchten den Patienten danken, die uns ihre eigenen Erfahrungen anvertraut und ihr Einverständnis zur Veröffentlichung in diesem Buch gegeben haben. Die Firmen Medizintechnik Heise, Mentor und Inamed haben uns durch die Bereitstellung von Bildmaterial unterstützt. Ebenso danken wir Herrn Dr. Brunnert von der gynäkologischen Abteilung des Marienhospitals in Osnabrück für seine Mithilfe.

Wie jede Wissenschaft ist die onkologische Medizin ständigen Entwicklungen unterworfen. Forschung und klinische Erfahrung erweitern die Erkenntnisse, insbesondere, was die möglichen Behandlungsverfahren anbelangt. Soweit in diesem Werk Therapieverfahren und deren mögliche Auswirkungen auf die Sexualität beschrieben werden, darf der Leser darauf vertrauen, daß wir große Sorgfalt darauf verwandt haben, daß die Angaben dem Wissensstand bei Fertigstellung des Werkes entsprechen.

Wir freuen uns über Ihre Anregungen oder Kritik zu dem vorliegenden Buch. Sie erreichen uns unter folgender Anschrift:

Dipl. Psych. Dipl.Biol. Stefan Zettl
Psychosoziale Nachsorgeeinrichtung und Heidelberger
Seminar für Psychosoziale Onkologie, Chirurgische
Universitätsklinik Heidelberg
Im Neuenheimer Feld 155
69120 Heidelberg

Prof. Dr. med. Joachim Hartlapp
Klinik für Onkologie, Hämatologie und Immunologie
Städtische Kliniken Osnabrück
Am Finkenhügel 1
49076 Osnabrück

Inhaltsverzeichnis

IX

Einleitung

Das Thema „Sexualität" und insbesondere „sexuelles Versagen" sind in unserer Gesellschaft in besonderer Weise tabuisiert und mit Schamgefühlen verknüpft. Obwohl der nackte menschliche Körper z. B. in der Werbung zur Schau gestellt wird und sexuelle Handlungen mehr oder weniger offen in Zeitschriften, Kinos oder im Fernsehen zu sehen sind, zeigt sich immer noch eine deutliche Zurückhaltung, über das eigene sexuelle Erleben und Verhalten zu sprechen. Dies gilt natürlich in gleicher Weise für Patienten, die häufig durch eine Grunderkrankung oder notwendige Behandlungsmaßnahmen Beeinträchtigungen ihrer Sexualität erleiden.

Es ist daher nicht erstaunlich, daß Patienten von sich aus das Thema Sexualität gegenüber ihrem Arzt nur selten ansprechen. In einer Befragung von Walcher et al. (1988) gaben nur 20 % der Patientinnen mit Zervixkarzinom an, ihren Arzt von sich aus auf die postoperativ aufgetretenen sexuellen Probleme angesprochen zu haben. Umgekehrt waren nur 20 % der Frauen nach ihren Angaben über mögliche postoperativ auftretende sexuelle Probleme aufgeklärt worden. Eine Untersuchung von Vincent et al. (1975) belegt dagegen, daß die Mehrzahl der Patienten explizit über mögliche Auswirkungen ihrer Erkrankung oder der therapeutischen Maßnahmen auf die Sexualität informiert werden möchte.

Die Zahl der beratungs- und behandlungsbedürftigen Patienten, die mit sexuellen Einschränkungen konfrontiert werden, kann nur schwer geschätzt werden. Hinzu kommen prämorbide sexuelle Probleme und neurotische Konflikte mit direkten oder indirekten Auswirkungen auf die Sexualität. Eine Untersuchung von Buddeberg et al. (1984a) belegt, daß 29 % der Frauen und 25 % der Männer, die ihren Hausarzt wegen irgendwelcher Beschwerden aufsuchen, eine länger andauernde sexuelle Störung von Krankheitswert aufweisen. Die Frauen klagen vor allem über Dyspareunie, Erregungs- und Orgasmusstörungen, die Männer in der Mehrzahl über Erektionsstörungen und vorzeitige Ejakulation. Neuere Befragungen zeigen gegenüber früher eine deutliche Zunahme der Appetenzstörungen im Sinne eines verminderten sexuellen Verlangens.

In den meisten Fällen bedarf es jedoch keiner jahrelangen sexualmedizinischen Zusatzausbildung, um diese Patienten adäquat beraten zu können. Benötigt werden dagegen Kenntnisse über die bei einzelnen Krankheitsbildern und deren Therapie zu erwartenden organischen Funktionsausfälle sowie über die daraus möglicherweise resultierenden physiologischen, endokrinologischen und psychologischen Störungen im Sexualgeschehen.

Das vorliegende Buch bietet das dazu notwendige Wissen sowie konkrete Hilfestellungen für die sexualmedizinische Beratung und Betreuung in der Klinik und Praxis. Ausführungen über die lebensgeschichtliche Entwicklung der Sexualität, Sexualität im Alter und die Bedeutung gesellschaftlicher Wert- und Normvorstellungen liefern Hintergrundinformationen, um die Sexualität des Patienten besser verstehen zu können. Es enthält grundlegende Informationen über krankheits- und therapiebedingte sexuelle Störungen im Kontext von Herz-Kreislauf-Erkrankungen, Diabetes mellitus und onkologischen Krankheitsbildern. Ein Überblick über die Auswirkungen einer Stomaanlage und die Nebenwirkungen von Medikamenten, Chemotherapie und/oder Radiatio ergänzen diesen Abschnitt. Es folgen die Darstellung des diagnostischen Gesprächs, der Anamneserhebung und der Problemanalyse sowie möglicher Kommunikationsprobleme. Hilfestellungen für den Umgang mit erotischen Empfindungen in der Arzt-Patient-Beziehung schließen sich an. Ein Überblick über wichtige somatische und psychotherapeutische Behandlungsmöglichkeiten bei sexuellen Problemen vervollständigen das Buch.

Grundlagen menschlicher Sexualität

Lebensgeschichtliche Entwicklung und Bedeutung der Sexualität

Die Entwicklung und Ausgestaltung der weiblichen und männlichen Sexualität ist eng an die Geschlechtsidentität gekoppelt. Sowohl Anlage- als auch Umweltfaktoren sind an deren Entwicklung beteiligt, wobei bestimmte Faktoren nur in bestimmten „kritischen Perioden" wirksam werden. Sowohl während der intrauterinen Entwicklung als auch nach der Geburt nehmen diese Faktoren schrittweise Einfluß auf die Entwicklung der Geschlechtsidentität. Den Arbeiten des amerikanischen Sexualforschers John Money kommt hier besondere Bedeutung zu. Er konnte u. a. an Menschen mit körperlicher Intersexualität nachweisen, daß die sozialen Faktoren „Geschlechtszuordnung" und „Geschlechtserziehung" stärker wirksam sein können als die biologischen Faktoren „chromosomales Geschlecht" und die Keimdrüsen.

Die Geschlechtsidentität wird nach neueren psychoanalytischen Konzepten in 3 Komponenten unterteilt (Money 1965; Person u. Ovesy 1983):

- Kerngeschlechtsidentität,
- Geschlechtsrolle bzw. Geschlechtsrollenidentität,
- Geschlechtspartnerorientierung.

Die *Kerngeschlechtsidentität* stellt das primäre Erleben dar, hinsichtlich des biologischen Geschlechts entweder ein Junge oder ein Mädchen zu sein. Die gesellschaftlich vermittelten *Geschlechtsrollen und -stereotype* entwickeln sich auf dieser Grundlage auf einem höheren, symbolisch sprachlichen Niveau. Die *Geschlechtspartnerorientierung* bezieht sich auf das bevorzugte Geschlecht des Liebespartners; während sie nach psychoanalytischer Auffassung in der Kindheit zunächst noch bisexuell ist, erfährt sie in der Pubertät eine hetero- oder homosexuelle Ausprägung.

In der Art, wie sich ein Mensch sexuell verhält und wie er sexuell empfindet, spiegeln sich seine bisherige Lebensgeschichte, seine individuellen Erfahrungen sowie die besonderen gesellschaftlichen Umstände, in denen er aufgewachsen ist

3

und bisher gelebt hat. Die Erziehungseinflüsse der Eltern werden dabei auf mehreren Ebenen wirksam; dabei sind nicht nur die verbalen Mitteilungen von Bedeutung, sondern in gleicher Weise nonverbale Botschaften über die Sexualität. Die Schilderungen der unterschiedlichen Kindheitserinnerungen von zwei Frauen machen dies deutlich:

> *Sonntags morgens saßen wir fast immer gemeinsam beim Frühstück. Das war so etwas wie ein Ankerpunkt für unser Familienleben, der für alle verbindlich war. Die Stimmung war meistens gut -- wir haben viel miteinander erzählt und geplant, was wir an dem Tag gemeinsam unternehmen wollten. Ich erinnere mich daran, daß mein Vater manchmal meine Mutter von hinten umarmte und mit einer Hand in ihren Bademantel griff und sie zärtlich berührte. Meine Mutter lachte dabei oft und gab meinem Vater einen Kuß – es gab da so ein Einverständnis zwischen den beiden; das war für mich deutlich spürbar, obwohl ich noch klein war –.*
> *Sonntags vormittags zog sich mein Vater meistens mit meiner Mutter ins Schlafzimmer zurück. Ich glaube, es wurde nie darüber gesprochen, was sie da eigentlich machen – aber es war klar, daß wir nicht zu stören hatten. Häufig kam meine Mutter später mit einem versteinerten Gesicht wieder nach draußen und ging ins Bad, um sich zu waschen. Sie hat nie etwas zu mir gesagt – trotzdem habe ich seit damals das Gefühl, daß Sexualität für eine Frau nichts Schönes sein kann.*

Es ist offensichtlich, wie die unterschiedlichen Erfahrungen der beiden Frauen ihre Konzepte über ihre Weiblichkeit und Sexualität mit geprägt haben. Die Spannweite der individuellen Bilder und Vorstellungen über die eigene Sexualität reicht von aversiv über bejahend bis impulsiv-süchtig. Die amerikanische Psychoanalytikerin Avodah Offit (1979) beschreibt diese Vielfalt sexuellen Erlebens so:

> *Sexualität ist, was wir daraus machen: Eine teure oder billige Ware, Mittel der Fortpflanzung, Abwehr der Einsamkeit, eine Kommunikationsform, eine Waffe der Aggression (Herrschaft, Macht, Strafe, Unterwerfung), ein Sport, Liebe, Kunst, Schönheit, ein idealer Zustand, das Böse, das Gute, Luxus oder Entspannung, Belohnung, Flucht, ein Grund der Selbstachtung, ein Ausdruck der Zuneigung, eine Art der Rebellion, eine Quelle der Freiheit, Pflicht, Vergnügen, Vereinigung mit dem All, mystische Ekstase, indirekter Todeswunsch oder Todeserleben, ein Weg zum Frieden, eine juristische Streitsache, eine Art, menschliches*

Neuland zu erkunden, eine Technik, eine biologische Funktion, Ausdruck psychischer Gesundheit oder Krankheit, oder einfach eine sinnliche Erfahrung.

Alles das kann Sexualität sein, und so, wie sich die Lebensgeschichte, die Lebensumstände, die individuellen Erfahrungen und der kulturelle Kontext unterscheiden, sind auch das sexuelle Erleben und Verhalten verschieden. Ein Mensch kann auch über reichhaltige sexuelle Erfahrungen verfügen, ohne deshalb jemals eine befriedigende Sexualität erlebt zu haben.

Männer und Frauen messen der Sexualität unterschiedliche Bedeutung bei; sie wird in der Regel von den Männern höher bewertet als von Frauen (Schenk u. Pfrang 1982). Beide Geschlechter stimmen jedoch darin überein, daß die Sexualität für die eheliche Zufriedenheit eine wichtige Rolle spielt.

Für viele ändert sich die Bedeutung der Sexualität in verschiedenen Lebensabschnitten und Phasen einer Partnerschaft. Befragungen zeigen, daß mit zunehmender Dauer einer Partnerschaft die Bedeutung der Sexualität in den Hintergrund tritt und andere Aspekte an Bedeutung gewinnen. Auf die Frage, welche Gründe Partner in langjährigen Beziehungen aneinander binden, gelangt man zu folgenden Antworten (z. B. Riehl-Emde et al. 1994):

- Zärtlichkeit und Sexualität,
- Austausch im gemeinsamen Gespräch,
- eigene Kinder,
- Identifikation mit der Partnerschaft,
- Gewähr der eigenen persönlichen Entwicklung,
- gegenseitige Solidarität und Unterstützung,
- die Art, wie gemeinsame und eigene Lebensbereiche aufgeteilt sind.

Bei den Antworten zeigt sich eine deutliche Abhängigkeit von der Dauer der Partnerschaft: In den ersten fünf Jahren stehen Zärtlichkeit und Sexualität an erster Stelle, während sie in späteren Jahren nicht mehr unter den ersten fünf bindenden Merkmalen vorkommen. In den folgenden Jahren tragen Kinder am meisten zum Zusammenhalt bei; auch in Partnerschaften, die länger als 20 Jahre dauern, stehen Kinder an erster Stelle. An zweiter Stelle steht, unabhängig von der Dauer der Partnerschaft, der Austausch im gemeinsamen Gespräch. Bornemann (1985) spricht in diesem Zusammenhang vom „Abnutzungseffekt der Monogamie", von dem aber offen bleiben muß, ob er eine selbstverständliche und unvermeidbare Auswirkung einer langjährigen Partnerschaft sein muß.

5

Sexualität im Alter

Obwohl das sexuelle Erleben und Verhalten älterer Menschen zunehmend erforscht wird, liegen bisher nur wenige gesicherte Erkenntnisse darüber vor. Grundsätzlich gilt: Es kommt zwar mit zunehmendem Lebensalter zu Veränderungen der körperlichen sexuellen Reaktionen; sie sind jedoch keinesfalls mit einem Verlust der Sexualität gleichzusetzen (Schiavi u. Rehman 1995). Ältere Menschen wissen oft erstaunlich wenig über diese altersbedingten Veränderungen. Daher ist es eine wichtige Aufgabe des betreuenden Arztes, darüber zu informieren.

Bei *Frauen* kommt es insbesondere durch den Östrogenmangel zu einer Verdünnung des die Vagina auskleidenden Epithels sowie zu einer Verringerung und Verzögerung der Lubrikation bei sexueller Erregung. Dies führt gelegentlich zu Schmerzen bei der Penetration und den koitalen Friktionen. Eine Untersuchung von Bretschneider u. McCoy (1988) an Frauen über 80 Jahren bei guter Gesundheit und mit festen Sexualpartnern ergab folgende Häufigkeitsverteilung sexueller Probleme:

- verminderte Orgasmushäufigkeit (30 %),
- mangelnde Vaginallubrikation (30 %),
- vermindertes Sexualverlangen (25 %).

Bei Männern fallen die Testosteronwerte schrittweise ab. Das Maximum der Aktivität liegt um das 30. Lebensjahr, nach dem 60. Lebensjahr ist noch etwa ein Drittel der Androgenbildung gewährleistet. Ältere Männer reagieren auf eine sexuelle Erregung oder Stimulierung nicht mehr so rasch mit einer Erektion. Sie wird langsamer aufgebaut, ist störungsanfälliger, nicht mehr so voll oder so hart wie früher, und es dauert länger, nach einer Ejakulation eine weitere Erektion zu entwickeln. Es bedarf längerer Stimulation bis zum Orgasmus, das Erleben des Höhepunkts ist teilweise weniger intensiv und die Ejakulation weniger kraftvoll. Gelegentliche Impotenzerlebnisse sind bereits mit 50 oder 60 Jahren in statistischer Hinsicht „normal" (Masters u. Johnson 1966).

Die oben zitierte Untersuchung von Bretschneider u. McCoy (1988) zeigte bei den über 80jährigen Männern folgende sexuellen Probleme:

- Versagensängste (37 %),
- Unfähigkeit, eine Erektion zu bekommen (28 %),
- Unfähigkeit, die Erektion zu bewahren (33 %),
- Ejakulationsunfähigkeit (28 %).

Grundsätzlich ist es jedoch Frauen wie Männern auch im hohen Alter möglich, Sexualität zu praktizieren und auch einen Koitus zu erleben. Für Mitteleuropa werden folgende Zahlen angenommen: Etwa die Hälfte der Frauen und drei Viertel der Männer im Alter zwischen 60 und 69 Jahren üben in irgendeiner Form Sexualität aus. Geschlechtsverkehr haben mit 70 Jahren noch 16 % der Frauen und 46 % der Männer (Persson 1980). Skoog (1996) befragte 321 Männer und Frauen im Alter von 85 Jahren nach ihrer Sexualität. Von den 55 verheirateten Männern gaben 12 an, daß sie noch regelmäßig Geschlechtsverkehr hätten, und 25 berichteten über sexuelle Gefühle und Phantasien. Bei den gleichaltrigen Frauen waren die Zahlen zwar viel niedriger; diesen Umstand erklärt der Autor aber in erster Linie aus der Tatsache, daß diese meist wesentlich ältere Partner hatten. Selbstbefriedigung wird von etwa einem Viertel bis der Hälfte aller älteren Frauen und mehr als der Hälfte der Männer praktiziert. Zu diesen empirischen Befunden läßt sich kritisch bemerken, „... daß die dominierende Koitus-Orientierung und das besondere Interesse an sexuellen Handlungen, während das Erleben eher vernachlässigt wird, der weiblichen Sexualität überhaupt nicht gerecht wird (und wohl auch nicht der männlichen)" (Sydow 1995, S. 62).

Aber auch wenn sexuelle Fähigkeiten erhalten bleiben, sind viele ältere Menschen sexuell nicht mehr aktiv. Diese Diskrepanz wird durch unterschiedliche Faktoren bestimmt: Statistisch gesehen sind beispielsweise 70 % der Frauen über 65 Jahre verwitwet, geschieden oder ledig. Alleinstehende Menschen können jedoch schwer sexuell aktiv sein, weil in unserer Gesellschaft nach wie vor die Ehe oder eine eheähnliche Beziehung als einzig legitimer Ort zur Befriedigung sexueller Wünsche angesehen wird. Darüber hinaus sind immer noch negative Einstellungen zur Sexualität im Alter weit verbreitet. Außerdem müssen die lebensgeschichtlich erworbenen sexuellen Erfahrungen berücksichtigt werden: Sexuelle Aktivitäten in früheren Lebensabschnitten können, müssen aber nicht Ausdruck von Verlangen und sexueller Befriedigung gewesen sein. Dannecker (1992, S. 43) bemerkt dazu pointiert:

> *Legionen von Ehepartnern haben die Dürftigkeit ehelicher Sexualität jahrzehntelang miteinander ausgehalten, eine Leistung, die man nicht geringschätzen sollte. Nach einer solchen Erfahrung wäre es nur folgerichtig, wenn sie irgendwann einmal kein allzu großes Verlangen nach Sexualität mehr spürten... Wo aber, und sei es nur bei einem Partner, die Unlust überwiegt, wird man sich der Sexualität entledigen, sobald es die Verhältnisse gestatten.*

Als grundlegende Hypothese kann angenommen werden: Die Sexualität eines älteren Menschen bestimmt sich weitestgehend aus seiner sexuellen Vorgeschichte. Ein sexuell aktiver Mensch bleibt auch im Alter eher sexuell aktiv, ein sexuell vielseitiger Mensch wird auch im Alter nach unterschiedlichen Formen der sexuellen Befriedigung suchen. Sexuelles Begehren und Erleben, Erotik, Liebe und

Zärtlichkeit bekommen vielleicht ein anderes Gewicht, bleiben aber mehr oder weniger lebhafter Ausdruck der jeweiligen Persönlichkeit und ihres Lebensstils. In vielen Fällen wird die gemeinsam geteilte Zärtlichkeit von älteren Paaren als wichtiger eingeschätzt als der möglichst häufige Vollzug des Beischlafs – auch wenn es natürlich eine große Spannbreite ganz unterschiedlicher individueller Erfahrungen gibt.

Die klinische Erfahrung belegt, daß viele ältere Menschen die eigene Körperlichkeit und Sexualität bis ins hohe Alter hinein als einen wichtigen Teil der eigenen Person ansehen. Dies zeigt sich vielleicht auch darin, daß etwa 2 Drittel (64 %) der 50- bis 90jährigen über erotische Träume berichten; 67–74 % der 50– bis 79jährigen und noch ein Drittel der 80jährigen und Älteren (Sydow 1995). Daher ist gerade bei älteren Patienten darauf zu achten, daß nicht eigene unreflektierte Vorstellungen und Stereotype z. B. die Indikationsstellung beeinflussen. So belegt eine Untersuchung von Chu et al. (1987), daß in vielen Krankenhäusern bei älteren Brustkrebspatientinnen auf eine brusterhaltende Operation weniger Wert gelegt wird als bei jüngeren.

Die Sexualität bleibt auch dann bedeutsam, wenn sie schon lange nicht mehr aktiv mit einem Partner geteilt wird. Verwoerdt et al. (1969) sprechen in diesem Zusammenhang von einem „interest-activity-gap". Das machen die folgenden Äußerungen deutlich:

> *Auch wenn ich meine Wechseljahre schon lange hinter mir habe und keine Kinder mehr bekommen kann – es macht mir viel aus, daß mir jetzt meine Gebärmutter entfernt werden soll. Das hat für mich etwas mit Frau-Sein zu tun. (64jährige Patientin mit Korpuskarzinom)*

> *Eigentlich sollte es kein großer Verlust sein, daß ich nach der Therapie keine Erektion mehr bekommen kann, weil ich nur noch sehr selten mit meiner Frau schlafe. Aber das Gefühl, daß ich könnte, wenn ich will, war mir immer sehr wichtig. Das geht mir jetzt unwiederbringlich verloren. (69jähriger Patient mit Prostatakrebs).*

Die obigen Ausführungen machen deutlich, daß Sexualberatung für ältere Patienten etwas Wichtiges sein kann, aber nicht sein muß. Eine Voraussetzung zu einem adäquaten Zugang zur Sexualität älterer Menschen ist die Freiheit von eigenen Vorurteilen gegenüber der Sexualität älterer Menschen: Es gilt in jedem Einzelfall zu prüfen, welche Bedeutung Liebe und Zärtlichkeit für den Betroffenen hatten und haben.

Auswirkungen gesellschaftlicher Normen und Wertvorstellungen auf das sexuelle Erleben und Verhalten

Neben den individuellen Erfahrungen prägt die Kultur mit ihren Normen und Regeln das sexuelle Erleben und Verhalten. Vermittlungsagenturen gesellschaftlicher Wert- und Normvorstellungen zur Sexualität sind die elterliche Erziehung, gesellschaftliche Institutionen wie Kindergärten, Schulen, Kirchen und natürlich auch die Massenmedien.

In den letzten 30 Jahren hat in der Öffentlichkeit eine deutliche Liberalisierung im Umgang mit dem Thema Sexualität stattgefunden. Sexuelle Fragen werden heute offener besprochen und sind weniger mit Schuldgefühlen verbunden als früher. Sexualkunde ist zu einem regulären Bestandteil der Unterrichtspläne an den Schulen geworden. Es wird zunehmend akzeptiert, daß auch ältere Menschen einen Anspruch auf eine befriedigende Sexualität haben, und auch krankheitsbedingte Einschränkungen des sexuellen Erlebens werden nicht mehr als selbstverständlich hingenommen.

Die gesellschaftlichen Einflüsse zeigen jedoch nicht nur eine befreiende Wirkung auf den Einzelnen. In Deutschland ist beispielsweise eine deutliche Prägung der Sexualität durch das Leistungs- und Anspruchsdenken zu beobachten: In ihr soll alles möglich sein, und also sollen auch im sexuellen Bereich Spitzenleistungen erbracht werden. Häufig wird nicht danach gefragt, wie oft eine Frau und ein Mann das Bedürfnis empfinden, miteinander zärtlich zu sein, sondern das Zusammensein wird plötzlich dadurch bestimmt, wie oft „ein Durchschnittspaar" pro Woche miteinander verkehrt.

Die in manchen Zeitschriftenartikeln oder Buchveröffentlichungen hierzu genannten Zahlen sind in der Mehrzahl wissenschaftlich nicht haltbar und geben ein mehr oder weniger verzerrtes Bild der Sexualität wieder. Einigermaßen zuverlässige Untersuchungen zeigen ein anderes Bild vom Sexualleben zwischen Männern und Frauen. Dazu einige Beispiele aus einer Befragung in den USA (Gagnon 1994, zit. nach Schmidt 1995): Im Jahr vor der Befragung hatten 80 % der Befragten keinen oder nur einen Sexualpartner. Im gleichen Zeitraum hatten 3–4 % der Verheirateten außereheliche Beziehungen. Die Hälfte aller Befragten hatte seltener als einmal in der Woche Geschlechtsverkehr. Diese Häufigkeiten unterschieden sich zwar hinsichtlich einzelner Altersgruppen, aber zusammenfassend muß festgestellt werden, daß das Bild der Sexualität, wie es von den Medien verbreitet wird, nur wenig mit der Wirklichkeit übereinstimmt. Solche Fehlinformationen sind aber mit dafür verantwortlich, daß sich viele Menschen im sexuellen Bereich unter Leistungsdruck fühlen („mindestens 3 Orgasmen hintereinander") und kaum auf ihre eigenen, individuellen Bedürfnisse achten. Dazu die Äußerung eines Patienten:

> *In der Öffentlichkeit wirst du immer mit dem Bild konfrontiert, daß man als Mann potent zu sein hat. Wenn du impotent bist – egal aus welchen Gründen – dann bist du kein richtiger Mann mehr. Als ich nach meiner Operation keine Erektion mehr bekommen konnte, ist für mich eine Welt zusammengebrochen. Ich habe mir nur mühsam ein neues Bild von Männlichkeit aufbauen können ... daß ich ein richtiger Mann bin, auch wenn ich nicht mehr in der gewohnten Form mit einer Frau schlafen kann.*

Durch die Arbeit der Medien werden Mythen über die Sexualität geschaffen, die das Denken der Patienten, aber auch das der Behandelnden beeinflussen (s. auch Wendt 1978). Beispiele dafür sind:

- Männer wollen immer nur das eine, Frauen das andere.
- In einer langjährigen Liebesbeziehung ist die Erotik nur schwer aufrecht zu erhalten.
- Mangelndes sexuelles Interesse am Partner ist ein Hinweis auf tiefgreifende Beziehungskonflikte.
- Der Grad sexueller Befriedigung ist ein Maß für die Qualität einer Liebesbeziehung.
- Der gleichzeitige Orgasmus ist der beste.
- Mit zunehmendem Lebensalter verliert die Sexualität an Bedeutung.

Gerade das letzte Stereotyp führt dazu, daß ältere Paare in der Gesellschaft eher als asexuell betrachtet werden.

> *Diese ablehnende Einstellung erklärt auch, warum es nicht viele Hollywood-Filme gibt, in denen ältere Paare miteinander im Bett gezeigt werden, sondern viel eher wird in den Filmen die Vorstellung vermittelt, die „goldenen Jahre" seien eine Zeit der platonischen Liebe, in der eine Umarmung, das Streicheln einer Wange oder vielleicht sogar der eine oder andere Kuß akzeptabel sind, aber alles offenkundig Sexuelle pervers oder unnatürlich wäre (Masters et al. 1996, S. 481).*

Sexualität als Thema in der Arzt-Patient-Beziehung

Die naturwissenschaftliche Ausrichtung und das explosionsartig wachsende Wissen haben unser Gesundheitssystem in den letzten 100 Jahren grundlegend verändert. Seine Mitarbeiter sind zu hochqualifizierten Spezialisten geworden, die arbeitsteilig in einem hochdifferenzierten Netz vielfältiger Spezialdisziplinen tätig sind. Inzwischen wird allerdings auch zunehmend deutlich, daß die moderne Medizin für eine Reihe von Problemen keine angemessenen Lösungsansätze bereit hält. So werden die psychosozialen Folgen körperlicher Krankheiten nur selten berücksichtigt. Dies gilt auch für den Bereich der Intimität und Sexualität, der durch eine Vielzahl von Krankheitsbildern und therapeutischen Maßnahmen beeinträchtigt werden kann. Ein 63jähriger Patient mit einem Prostatakarzinom berichtet:

> Ich hatte Glück im Unglück, weil bei mir zum Zeitpunkt der Diagnosestellung keine Lymphknoten befallen waren und mir durch eine Radikaloperation geholfen werden konnte. Aber die durch den Eingriff bedingte Impotenz hat mir enorme Probleme bereitet. Ich wurde zwar vor der Operation über diese mögliche Nebenwirkung aufgeklärt, aber damals war ich nur damit beschäftigt, ob ich meine Krebserkrankung überhaupt überleben werde. Erst zu Hause wurde meine Sexualität für mich wieder bedeutsam – aber ich habe mich immer wieder davor gescheut, meinen behandelnden Arzt darauf anzusprechen, ob es Hilfen für mich gibt. Er fragte nie danach, und meine eigene Scham war einfach zu groß

Das Fallbeispiel illustriert die immer noch weit verbreiteten Schwierigkeiten im Umgang mit sexuellen Störungen. Sie werden selten zum Thema eines ärztlichen Gesprächs mit den Betroffenen. Sexualität und insbesondere „sexuelles Versagen" sind in hohem Maß scham- und angstbesetzt und hindern die Patienten daran, offen das Bedürfnis nach einer Beratung durch ihren behandelnden Arzt zu äußern. Neben Ängsten und Schamgefühlen seitens der Patienten finden sich aber auch bei Ärzten Schwierigkeiten im Umgang mit der Sexualität ihrer Patienten. Durch eine zu späte, unzureichende oder ausbleibende Beratung wird jedoch individuelles und familiäres Leid verstärkt und verlängert, werden Störungen verschlimmert und eine Chronifizierung begünstigt.

Viele ärztliche Kollegen halten sich schon allein aufgrund ihrer unzureichenden sexualmedizinischen Ausbildung für diesen Problembereich nicht für zuständig (Buddeberg et al. 1991; Driscoll et al. 1986; Ludewig 1987; Matteson et al. 1984; Pacharzina 1979). Sie versuchen deshalb häufig – wenn sexuelle Störungen überhaupt in der Praxis zur Sprache kommen –, ihre Patienten an einen niedergelassenen Psychiater oder Psychotherapeuten zu überweisen. Die klinische Erfahrung zeigt jedoch, daß solche Überweisungen häufig nicht „befolgt" werden. Die Ursache dafür ist nicht nur in den immer noch weit verbreiteten Vorurteilen gegenüber Psychiatern und Psychotherapeuten zu sehen, sondern in dem besonderen Vertrauensverhältnis zwischen Arzt und Patient. Viele Kranke ringen lange Zeit mit ihren Schamgefühlen, bis sie sich wagen, ein sexuelles Problem gegenüber ihrem Arzt anzusprechen. Eine Überweisung wird dann häufig als Kränkung erlebt. Eine Patientin kommentierte das mit der Bemerkung:

> *Jetzt habe ich mich endlich getraut, das anzusprechen, und dann schickt er mich damit wieder weg. Ihm gegenüber kann ich mir das gerade noch vorstellen, darüber zu sprechen – aber gegenüber jemand mir wildfremden? Auf keinen Fall!*

Dabei könnte der Arzt eine wichtige Vorbildfunktion übernehmen, indem er das Thema Sexualität offen anspricht und es so als einen selbstverständlichen Teil der Lebensqualität konkretisiert. Viele Patienten fühlen sich erst dadurch ermutigt, sexuelle Probleme auch mit ihrem Partner zu besprechen. „Der Arzt, der mit seinen Patienten sexuelle Probleme bespricht, signalisiert damit, daß er für den Patienten eine lebenswerte Zeit voraussieht, daß er sich nicht nur für dessen Überleben interessiert, sondern auch für die Qualität dieses weiteren Lebens" (Bruntsch 1991, S. 196).

Erscheinungsformen sexueller Störungen

Die große individuelle Variationsbreite sexueller Erlebnis- und Verhaltensweisen läßt keine klare Grenzziehung zwischen „gesunder" und „krankhafter" Sexualität zu. Die Übergänge sind fließend und werden durch das subjektive Erleben bestimmt: Während eine Person ihr sexuelles Erleben als normal und ungestört erlebt, sieht es eine andere bereits als eingeschränkt an. Es erscheint deshalb sinnnvoller, zwischen ungestörter bzw. gestörter Sexualität zu differenzieren. Sigusch (1979, 1996) betrachtet den Terminus sexuelle Funktionsstörung als Oberbegriff für Beeinträchtigungen der Sexualität, unabhängig von deren Genese. Als sexuelle *Dysfunktionen* werden vorwiegend somatisch bedingte Störungen bezeichnet, als *funktionelle Sexualstörungen* die psychogen verursachten Störungen.

> *Sexuelle Funktionsstörungen verhindern die von der betroffenen Person gewünschte sexuelle Beziehung. Es können ein Mangel an sexuellem Verlangen oder Befriedigung, ein Ausfall der für den Geschlechtsakt notwendigen physiologischen Reaktionen (z. B. Erektion) oder eine Unfähigkeit, den Orgasmus zu steuern oder zu erleben, auftreten (WHO 1991, S. 201)*

Sexuelle Störungen unterscheiden sich in ihrer Symptomatik, ihrer formalen Ausprägung und den möglichen Ursachen. Grundsätzlich können Funktionen ganz ausfallen (z. B. Inappetenz), vermindert (z. B. Erektionsschwäche), gesteigert (z. B. Priapismus) oder in anderer Weise verändert sein (z. B. retrograde Ejakulation). Zur besseren Unterscheidung ist es üblich, die zu beobachtende Symptomatik entsprechend den grundlegenden Beobachtungen von Masters u. Johnson (1966) sowie von Kaplan (1979) inhaltlich danach einzuordnen, welcher Abschnitt einer sexuellen Interaktion betroffen ist. Der 5stufige sexuelle Reaktionszyklus ergibt einen Rahmen zur Einordnung der jeweiligen Störung:

- Appetenzphase,
- Erregungsphase,
- Plateauphase,
- Orgasmusphase,
- nachorgastische Reaktion (s. Tabelle 1 und 2).

Symptomatik

Sexuelle Funktionsstörungen der Frau (s. Tabelle 1, S. 17)

Sexuelle Lustlosigkeit, Aversion.* Die Patientin empfindet selten oder nie sexuelles Verlangen, statt dessen Gleichgültigkeit, Versagensängste – bis hin zu einer ausgesprochenen Aversion. Häufig entwickelt sich aus Furcht vor einer sexuellen Beziehung ein Vermeidungsverhalten. Die Symptomatik ist nicht automatisch an eine Orgasmusstörung gekoppelt: Viele Frauen berichten, bei sexuellen Kontakten gelegentlich oder sogar regelmäßig einen Orgasmus zu erleben. Trotzdem ziehen sie sich sexuell von ihrem Partner zurück und haben ein vermindertes oder fehlendes sexuelles Verlangen. Umgekehrt können andere Funktionsstörungen wie Dyspareunie oder Orgasmusstörung eine zunehmende sexuelle Lustlosigkeit zur Folge haben. In der Paardynamik ist oft ein negativer Interaktionszirkel zu beobachten: Weil sich die Frau entzieht, fordert ihr Partner vermehrt sexuelle Handlungen ein. Dies drängt die Frau noch mehr in die Defensive und verstärkt ihre Lustlosigkeit weiter.

Erregungsstörung. Die Erregung ist in ihrer Dauer oder Stärke nicht ausreichend für den Geschlechtsverkehr; die Folge ist ein Mangel oder Ausfall der vaginalen Lubrikation. Es können aber auch physiologische Begleiterscheinungen auftreten, bei denen die Frau jedoch keine subjektive Erregung empfindet.

Dyspareunie, Algopareunie. Es kommt zu Brennen, Stechen, Schmerzen oder anderen Mißempfindungen im Genitalbereich, häufig als Folge einer mangelnden Lubrikation („lubricatio deficiens") oder anderer, krankheitsbedingter körperlicher Veränderungen (s. Übersicht).

Als Folge wiederholter Schmerzen kommt es in der Regel zur Ausbildung einer reaktiven Inappetenz, u. U. sogar eines Vaginismus.

Vaginismus. Der Koitus ist wegen eines unwillkürlichen Spasmus der Beckenbodenmuskulatur und des äußeren Drittels der Scheide gar nicht oder nur unter

---

14

* Der aus der psychoanalytischen Terminologie stammende Begriff *Libidostörung* sollte wegen seiner triebtheoretischen Implikation nicht verwendet werden.

Übersicht 1: Somatische Ursachen der Dyspareunie

● Vulva:
  - Primäre Vulvitis (allergisch, Herpes genitalis, Condylomata acuminata)
  - Sekundäre Vulvitis (Soor, Trichomonaden, Erythrasma, Psoriasis vulgaris, Syphilis, Diabetes mellitus)
  - Hautirritationen durch häufige Waschungen
  - Atrophie der Vulva (Lichen sclerosus, Craurosis vulvae)

● Introitus vaginae:
  - Bartholinitis, Bartholin-Abszeß, Bartholin-Zyste
  - Urethrale und suburethrale Tumoren (suburethrale Endometriosezyste), Skeneitis, Urethritis, Paraurethralzyste, Divertikel
  - Hymen septus persistens, rigider Hymen persistens
  - Introitusstenose nach operativen Eingriffen

● Vagina:
  - Unspezifische Kolpitis (Vaginitis)
  - Infektionsbedingte Kolpitis (Soor, Trichomonaden, Escherichia coli, Enterokokken, Gonorrhö)
  - Allergische Reaktionen auf kontrazeptive Mittel
  - Östrogenmangel
  - Mangelnde Lubrikation
  - Angeborene partielle oder totale Fehlbildungen (Vaginalaplasie, Vaginalatresie, Septum vaginae)
  - Vaginaltumor
  - Kohabitationsverletzungen
  - Z. n. Episiotomie
  - Vaginalobliteration (z. B. nach Strahlentherapie)

● Uterus- und Bandapparat:
  - Zervizitis
  - Retroflexio uteri fixata
  - Intrauterinpessar
  - Allen-Masters-Syndrom
  - Parametritis
  - Parametropathia spastica (Pelvipathia vegetativa, Pelvic congestion)

● Adnexe und Peritonealraum:
  - Adnexitis (Salpingitis, Oophoritis)
  - Adhäsionen nach Entzündungen und Operationen
  - In den Douglas-Raum prolabierende Ovarien (bei Retroflexio)
  - Ovarialtumoren und andere Douglas-Tumoren

● Blasen- und Darmerkrankungen:
  - Zystitis
  - Blasensteine
  - Blasentumoren
  - Rektumkarzinom
  - Z. n. Rektumexstirpation

● Endometriose

Schmerzen möglich, da der Introitus vaginae dadurch verschlossen wird. In den meisten Definitionen wird vorausgesetzt, daß diese Verkrampfungen bei jedem Versuch oder zumindest wiederholt auftreten und dadurch „den Geschlechtsverkehr beeinträchtigen" (DSM-IV, S. 584) bzw. daß „die Imissio ... unmöglich oder schmerzhaft" ist (ICD-10, S. 217). Die Fähigkeit zum Erleben eines Orgasmus durch orale oder manuelle Stimulation ist häufig nicht beeinträchtigt.

Die Tatsache, daß es nur erschwert oder ganz unmöglich ist, einen Tampon oder einen Finger in die Vagina einzuführen oder eine gynäkologische Untersuchung durchführen zu lassen, ist für die betroffenen Frauen meist kein Anlaß, eine sexualmedizinische Beratung in Anspruch zu nehmen. Ein Leidensdruck und der Wunsch nach einer Behandlung entstehen häufig erst dann, wenn sie sich mit ihrem Partner den sexuellen Verkehr wünschen oder dieser sie dazu drängt.

*Orgasmusstörung.** Der Orgasmus tritt trotz ausreichender Stimulation selten, stark verzögert oder gar nicht ein.

Zu unterscheiden ist zwischen einer vollständigen und einer koitalen Orgasmusstörung. Frauen mit vollständiger Störung erleben weder bei Selbstbefriedigung noch bei Petting oder Koitus einen Orgasmus; Frauen mit koitaler Orgasmusstörung können bei Selbstbefriedigung oder Petting zum Orgasmus kommen, nur nicht beim Koitus. Die Abgrenzung zur „Normalität" ist schwierig, da höchstens die Hälfte aller Frauen beim Geschlechtsverkehr regelmäßig einen Orgasmus erreicht. Dazu ist der subjektive Leidensdruck individuell sehr unterschiedlich ausgeprägt. Ein gelegentlich oder öfter ausbleibender Orgasmus wird von vielen Frauen nicht als „Störung" erlebt. Die Tiefe des orgastischen Erlebens ist u. a. situations- und stimmungsabhängig und individuell sehr unterschiedlich.

Die Anfang diesen Jahrhunderts von Freud (1932) postulierte Unterscheidung zwischen „reifem" vaginalem Orgasmus und „unreifem" klitoridalem Orgasmus kann nicht aufrechterhalten werden. Der Orgasmus kann sowohl durch direkte Stimulation der Klitoris als auch durch indirekte Stimulation während des Koitus ausgelöst werden und ist physiologisch als gleichwertig anzusehen. Kaplan (1974) geht von einer interindividuell unterschiedlichen Orgasmusschwelle aus: Bei einigen Frauen reicht die indirekte Stimulierung während des Koitus, andere benötigen zusätzlich eine intensive direkte Stimulierung. Die sexuelle Reaktion bis hin zum Höhepunkt läuft jedoch manchmal auch ganz ohne Stimulierung der Klitoris ab. Ein Mensch kann allein durch seine Phantasie oder die Erwartung zum Orgasmus kommen.

Mangelnde sexuelle Befriedigung. Die sexuellen Reaktionen verlaufen normal, aber der Orgasmus wird ohne entsprechendes Lustgefühl erlebt.

---

*Der diagnostische Begriff *Frigidität* sollte wegen seiner (ab-)wertenden Implikationen nicht verwendet werden.

Tabelle 1. Diagnostische Einordnung sexueller Störungen der Frau. (Mod. nach Arentewicz u. Schmidt 1993)

Abschnitt	Diagnose	Symptomatik
Sexuelle Annäherung	Sexuelle Lustlosigkeit Sexuelle Aversion	Selten oder nie sexuelles Verlangen, statt dessen Gleichgültigkeit, Versagensängste oder Vermeidungsverhalten.
Sexuelle Stimulation	Erregungsstörung	Erregung reicht in Dauer oder Stärke für Geschlechtsverkehr nicht aus
	Versagen genitaler Reaktionen	Mangel oder Ausfall der vaginalen Lubrikation
Einführen des Penis, Koitus	Vaginismus	Penetration wegen krampfartiger Verengung des Scheideneingangs gar nicht oder nur unter Schmerzen möglich
	Schmerzhafter Geschlechtsverkehr Dyspareunie Algopareunie	Brennen, Stechen, Schmerzen oder andere Mißempfindungen im Genitalbereich
Orgasmus	Orgasmusstörung	Orgasmus selten oder nie
	Mangelnde sexuelle Befriedigung	„Physiologischer" Orgasmus ohne Lustempfindungen und orgastisches Erleben
Nachorgastische Reaktion	Nachorgastische Verstimmung	Nach dem sexuellen Verkehr Depressionen, Weinanfälle, Gereiztheit, innere Unruhe, Schlafstörungen

Nachorgastische Verstimmung. Die Patientin neigt nach dem sexuellen Verkehr zu Depressionen, Weinanfällen, Gereiztheit, innerer Unruhe oder Schlafstörungen.

Sexuelle Funktionsstörungen des Mannes (s. Tabelle 2, S. 20)

*Sexuelle Lustlosigkeit, Aversion.** Der Patient empfindet selten oder nie sexuelles Verlangen, statt dessen Gleichgültigkeit, Versagensängste – bis hin zu einer ausgesprochenen Aversion. Häufig entwickelt sich aus Furcht vor einer sexuellen

---

* Der aus der psychoanalytischen Terminologie stammende Begriff Libidostörung sollte wegen seiner triebtheoretischen Implikationen nicht verwendet werden.

Beziehung ein Vermeidungsverhalten. In der Paardynamik ist oft ein negativer Interaktionszirkel zu beobachten: Weil sich der Mann entzieht, fordert seine Partnerin vermehrt sexuelle Handlungen ein. Dies drängt den Mann noch mehr in die Defensive und verstärkt die Lustlosigkeit weiter.

Erektionsstörung.* Es gelingt dem Patienten nicht, die für einen befriedigenden Geschlechtsverkehr notwendige Erektion zu erreichen oder aufrecht zu erhalten. Folgende Symptomvarianten sind zu beobachten:

● Während der frühen Stadien des sexuellen Zusammenseins tritt eine vollständige Erektion auf. Sie geht aber teilweise oder vollständig zurück, wenn der Geschlechtsverkehr versucht wird und bevor es zu einer Ejakulation kommt.
● Die Erektion tritt nur dann auf, wenn der Geschlechtsverkehr nicht beabsichtigt ist.
● Es kommt nur zu einer teilweisen, für den Geschlechtsverkehr ungenügenden Erektion.
● Es tritt überhaupt keine Tumeszenz des Penis auf.

Dyspareunie, Algopareunie. Es kommt zu Brennen, Stechen, Schmerzen oder anderen Mißempfindungen im Genitalbereich, oft im Bereich der Eichel. Die Schmerzen sind häufig organisch bedingt (z. B. durch Urethritis, Frenulumeinrisse, Prostataerkrankungen, Induratio penis plastica). Als Folge wiederholter Schmerzen beim sexuellen Verkehr entwickelt sich oft eine reaktive Inappetenz.

Ejakulationsstörungen. Es gelingt dem Patienten nicht, eine für ihn befriedigende Ejakulation zu erleben. Folgende Symptomvarianten sind bekannt:

● *Ejaculatio praecox.* Der Patient ist unfähig, den Zeitpunkt seiner Ejakulation zu kontrollieren. In schweren Fällen erfolgt die Ejakulation vor der Imissio in die Vagina („ante portas"), bei Berührung des weiblichen Genitals durch den Penis, wenige Sekunden danach oder sogar ohne Erektion. Wegen des individuell sehr unterschiedlichen sexuellen Erlebens sollte eine zeitliche Festlegung vermieden werden; ebenso sollte kein Zusammenhang mit dem Orgasmus der Partnerin hergestellt werden.

Die Symptomatik wird durch das Lebensalter beeinflußt: Sexuell unerfahrene junge Männer erleben sie oft zu Beginn einer Beziehung. Mit zunehmendem Lebensalter und/oder der Dauer einer Partnerschaft kann sie sich zurückbilden oder vollkommen verlieren. Im höheren Lebensalter ist sie nur noch selten zu beobachten.

---

* Der diagnostische Begriff Impotenz sollte wegen seiner (ab-)wertenden Implikationen nicht verwendet werden.

Differentialdiagnostisch sind die Fälle zu unterscheiden, bei denen die Ejakulation nur scheinbar vorzeitig erfolgt, die Ursache jedoch in einer verlängerten Stimulation bis zum Erreichen einer Erektion begründet ist (z. B. in höherem Lebensalter). In diesen Fällen handelt es sich primär um eine Erektionsstörung.

- *Ejaculatio retrograda.* „Trockener Orgasmus", bei dem das Sperma wegen eines mangelnden Blasenhalsverschlusses retrograd in die Blase ejakuliert wird. Ursache ist eine Funktionsstörung des sympathisch innervierten M. sphincter vesicae internus, z. B. als Folge von Nervenläsionen bei operativen Eingriffen.
- *Ejaculatio retarda.* Die Ejakulation tritt trotz ausreichender Stimulation selten oder stark verzögert ein. Kommt es zum Orgasmus, verläuft die Ejakulation fast immer regelrecht. Mit zunehmendem Lebensalter werden verzögerte oder gelegentlich ausbleibende Ejakulationen häufiger (s. S. 16).
- *Ejaculatio deficiens.* Die Ejakulation tritt trotz ausreichender Stimulation überhaupt nicht ein, auch nicht retrograd. Diese Störung kann psychogen oder somatogen verursacht sein. Bei der psychogenen Form ist in der Regel auch das Orgasmuserleben beeinträchtigt, bei somatogenen Formen (z. B. nach Prostatektomie) bleibt die Orgasmusfähigkeit dagegen in einer Reihe von Fällen erhalten.
- *Spermatorrhö.* Herausfließen bzw. -träufeln des Spermas oder von Sekreten der akzessorischen Drüsen ohne sexuelle Reizung und ohne ejakulationsartiges Geschehen.

Orgasmusstörung. Im Gegensatz zu den Orgasmusstörungen der Frau wird eine männliche Anorgasmie nur selten diagnostiziert. Eine der Ursachen dafür liegt möglicherweise in der auch in der Fachliteratur häufigen Gleichsetzung von Ejakulation und männlichem Orgasmus. Es handelt sich jedoch um 2 getrennte neurophysiologische Vorgänge. Sie werden idealerweise als einheitlicher Vorgang erlebt, können jedoch auch unabhängig voneinander auftreten (Bors u. Comarr 1960; Kinsey et al. 1948):

- *Orgasmus sine ejaculatione.* Der Orgasmus wird ohne Ejakulation erlebt.
- *Ejaculatio sine orgasmo oder sine satisfactione.* Die Ejakulation tritt ohne das subjektive Erleben des Orgasmus auf (z. B. Arentewicz u. Pfäfflin 1980; Chartam 1975; Williams 1985).

Nachorgastische Verstimmung. Der Patient neigt nach dem sexuellen Verkehr zu Depressionen, Weinanfällen, Gereiztheit, innerer Unruhe, Schlafstörungen.

19

Tabelle 2. Diagnostische Einordnung sexueller Störungen des Mannes. (Mod. nach Arentewicz u. Schmidt 1993)

Abschnitt	Diagnose	Symptomatik
Sexuelle Annäherung	Sexuelle Lustlosigkeit Sexuelle Aversion	Selten oder nie sexuelles Verlangen, statt dessen Gleichgültigkeit, Versagensängste oder Vermeidungsverhalten
Sexuelle Stimulation	Erektionsstörung	Keine Erektion oder Erektion in Dauer oder Stärke nicht ausreichend für Geschlechtsverkehr
Einführen des Penis, Koitus	Schmerzhafter Geschlechtsverkehr Dyspareunie Algopareunie	Brennen, Stechen, Schmerzen oder andere Mißempfindungen im Anal- oder Genitalbereich
Ejakulation	Ejaculatio praecox	Ejakulation schon vor dem Einführen in die Scheide, beim Einführen oder unmittelbar danach
	Ejaculatio retarda	Verzögerte Ejakulation trotz ausreichender Erektion und intensiver Stimulation
	Ejaculatio deficiens	Trotz ausreichender Erektion und intensiver Stimulation keine Ejakulation
	Ejaculatio retrograda	„Trockener Orgasmus", bei dem der Samen in die Blase ejakuliert wird
	Spermatorrhö	Herausfließen des Samens oder von Drüsensekreten ohne sexuelle Erregung
Orgasmus	Orgasmus sine ejaculatione	Orgasmus ohne begleitende Ejakulation
	Ejaculatio deficiens sine orgasmo	Anorgasmie ohne Ejakulation
	Ejaculatio sine orgasmo (sine satisfactione)	Ejakulation ohne subjektives Erleben des Orgasmus
Nachorgastische Reaktion	Nachorgastische Verstimmung	Nach dem sexuellen Verkehr Depressionen, Weinanfälle, Gereiztheit, innere Unruhe, Schlafstörungen
	Priapismus	Übermäßig lange bestehende, schmerzhafte Erektion

Selbstverstärkungsmechanismen

Häufig wirkt sich ein sexuelles Problem auch auf andere Ebenen aus, indem die Frustration über die Funktionsstörung eine verstärkte Selbstbeobachtung hervorruft („Wird es diesmal wieder auftreten?"). Die damit verbundene Angst vor einem erneuten „Versagen" hemmt die Entwicklung sexueller Erregung und intensiviert dadurch die Funktionsstörung. Durch diesen Selbstverstärkungsmechanismus kommt es zu einem zunehmenden Verlust sexueller Spontaneität und der Entwicklung eines Vermeidungsverhaltens. Die vom Patienten berichtete sexuelle Aversion ist daher möglicherweise die Folge einer anderen Funktionsstörung, z. B. einer Erektionsstörung oder einer Dyspareunie.

Die Symptome können entsprechend den Richtlinien zur Klassifikation sexueller Störungen der ICD 10 oder des DSM IV eingeordnet und dokumentiert werden (s. S. 110 ff). Häufig tritt nicht nur ein Symptom auf, sondern es kommt, z. B. infolge einer Dyspareunie, auch zu einer zunehmenden sexuellen Abneigung und Verweigerung.

Ganz allgemein wird bei Frauen das diagnostische Augenmerk eher auf das Erreichen des Orgasmus gelegt (subjektive Erlebnisqualität), bei Männern auf das Erreichen und Aufrechterhalten der Erektion. Bei Männern steht die Funktion im Mittelpunkt der Befürchtungen, verbunden mit dem Wunsch nach Wiederherstellung bei Funktionsstörungen. Nach der subjektiven Erlebnisqualität der Männer wird bisher kaum gefragt.

Formale Klassifikationsmerkmale

Sexuelle Störungen lassen sich formal unterscheiden nach den Umständen und Bedingungen ihres Auftretens, der Dauer ihres Bestehens, der Häufigkeit ihres Auftretens und ihrem Schweregrad:

- *Primär vs. sekundär.* Die Störung besteht von Anfang an oder entwickelt sich erst zu einem späteren Zeitpunkt.
- *Initial vs. chronisch.* Die Störung tritt bei den ersten sexuellen Erfahrungen auf; sie geht mit zunehmender sexueller Erfahrung zurück oder bleibt bestehen.
- *Praktikabhängig vs. praktikunabhängig.* Die Störung tritt nur bei bestimmten Praktiken auf, z. B. beim Koitus, aber nicht bei der Selbstbefriedigung.
- *Partnerabhängig vs. partnerunabhängig.* Die Störung tritt nur bei einem oder einigen Partnern auf, während bei anderen ein ungestörtes Erleben möglich ist.
- *Situationsbezogen vs. nicht situationsbezogen.* Die Störung tritt nur unter bestimmten Bedingungen auf, z. B. in der ehelichen Beziehung, aber nicht bei flüchtigen Partnerschaften.

Einige dieser Kriterien überschneiden sich, andere schließen einander aus. Häufig geben die formalen Klassifikationsmerkmale erste diagnostische Hinweise auf die Ursache der sexuellen Störung.

Prävalenz sexueller Funktionsstörungen

Es ist methodisch außerordentlich schwierig, verläßliche Zahlen zur Prävalenz sexueller Funktionsstörungen zu erhalten, weil schon die mit diesen Störungen einhergehenden Schamgefühle dazu führen, daß in Befragungen sexuelle Probleme häufig bagatellisiert oder gar nicht angegeben werden. Das Problem der exakten Abgrenzung und Klassifikation sowie der Repräsentativität kommt hinzu. Deshalb muß die Mehrzahl der Angaben in den populärwissenschaftlichen „Sex-Reports" als unzuverlässig angesehen werden.

In einem Übersichtsartikel von Spector u. Carey (1990) zur Prävalenz sexueller Funktionsstörungen in der Allgemeinbevölkerung werden folgende Häufigkeiten genannt: Bei Männern zu 4–9 % Erektionsstörungen, 4–10 % verzögerte oder ausbleibende Ejakulation sowie 36–38 % vorzeitige Ejakulationen. Frauen berichten in 5–10 % der Fälle über Orgasmusprobleme. Die Massachusetts Male Aging Study (Feldman et al. 1994) ergab bei 1 290 Männern im Alter zwischen 40 und 70 Jahren eine Gesamtprävalenzrate für minimale, moderate und komplette Erektionsstörungen von 52 %. Die Prävalenzrate für vollständige Erektionsstörungen betrug zwischen 5 und 15 %; dabei war das Alter die am höchsten korrelierende Variable. Eine ältere Untersuchung von Frank et al. (1978) über die Verbreitung sexueller Störungen bei 100 „normalen" Paaren weist für Männer 16 % Erektionsstörungen und 36 % Ejaculatio praecox, für Frauen 81 % Erregungsstörungen und 72 % Orgasmusstörungen aus. Über die Häufigkeit von sexuellen Erregungsstörungen, Vaginismus oder Dyspareunie bei Frauen liegen unseres Wissens bisher keine gesicherten Daten vor.

In einer sexualmedizinischen Sprechstunde am Universitätsspital Zürich wurden 1990 folgende Diagnosen gestellt (Buddeberg et al. 1994):

- *Frauen (n=92; keine Angaben zum Alter):*
    - Libidomangel (41,3 %),
    - sexuelle Aversion (7,6 %),
    - Dyspareunie (11,9 %),
    - Vaginismus (9,8 %),
    - Erregungsstörungen (1,1 %),
    - Orgasmusstörungen (18,5 %),
    - andere Diagnosen (10,9 %).

● *Männer(n=92; keine Angaben zum Alter):*
  - Libidomangel (9,7 %),
  - sexuelle Aversion (1,4 %),
  - Dyspareunie (2,8 %),
  - Erektionsstörung (41,7 %),
  - Ejaculatio praecox (30,6 %),
  - Ejaculatio retarda/deficiens (1,4 %),
  - andere Diagnosen (12,5 %).

Somatische oder psychogene Ursache?

Die Entscheidung, ob eine sexuelle Funktionsstörung eher somatisch oder psychisch verursacht ist, ist im Einzelfall oft schwer zu treffen. Grundsätzlich gilt: Man darf ein Sexualproblem nicht als psychogen ansehen, bevor nicht eine mögliche somatische Verursachung ausgeschlossen ist. Häufig handelt es sich jedoch um ein multifaktorielles Problem, bei dem Organogenese und Psychogenese in einem Ursachenbündel ineinandergreifen und miteinander verwoben sind.

Seelische Faktoren beeinflussen in jedem Fall die Problemdefinition, die Reaktion auf die Diagnose, die Entscheidungen bezüglich einer weiterführenden Diagnostik oder Therapie und die dazu notwendige Compliance. Auch die Auswirkungen auf das Selbstwerterleben, die Partnerschaft und spätere sexuelle Zufriedenheit werden oft weniger durch das objektive Ausmaß der Beeinträchtigung, sondern von anderen Faktoren (z. B. eheliche Zufriedenheit) bestimmt.

Krankheit und Sexualität

Die seelische Verarbeitung einer körperlichen Erkrankung geschieht auf mehreren Ebenen und hat häufig einen unmittelbaren Einfluß auf die Sexualität des Patienten. Die Konfrontation mit der Diagnose ruft je nach Persönlichkeitsstruktur und lebensgeschichtlicher Vorerfahrung mehr oder weniger starke Ängste vor einem Verlust an Autonomie und körperlich-seelischer Integrität hervor; gleichzeitig können auch innerseelische Konflikte und die zugehörigen Affekte mobilisiert werden. Durch den Einsatz von *Abwehr- und Copingmechanismen* versucht das Individuum, die bedrohlichen Affekte zu bewältigen und ein inneres Gleichgewicht aufrecht zu erhalten.

Die (unbewußten) Abwehrmechanismen dienen dabei primär der intrapsychischen Regulation, das (bewußtseinsnahe bzw. bewußte) Coping ist mit der realitätsnahen und problemlösenden Anpassungsaufgabe im Rahmen der Krankheitsbewältigung befaßt. Abwehr und Coping sind dabei nicht als sich gegenseitig ausschließende Alternativen, sondern im Gesamtrahmen eines übergreifenden Krankheitsbewältigungsmodells zu verstehen (Rüger 1996). Dabei gibt es nach Schüßler (1993) keine generell günstigen oder ungünstigen Bewältigungsformen; prognostisch günstig erscheint es allerdings, wenn der Patient mit den unterschiedlichen Herausforderungen seiner Erkrankung auch jeweils flexibel umgehen kann.

Sexualität kann vor dem Hintergrund einer mehr oder weniger „erfolgreichen" Krankheitsbewältigung in ganz unterschiedlicher Weise erlebt werden: Für manche tritt sie ganz in den Hintergrund, wird angesichts der Belastungen eher bedeutungslos, für andere symbolisiert sie Geborgenheit, Lebendigkeit und damit auch Hoffnung.

In vielen Fällen kommt es durch eine Erkrankung oder deren Behandlung zu unmittelbaren, somatisch verursachten Einschränkungen des sexuellen Erlebens und Verhaltens, z. B. infolge eines operativen Eingriffs. Sie bedeuten für die Betroffenen oft eine erhebliche Einbuße an Lebensqualität, Selbstwertgefühl und Zufriedenheit in der Partnerbeziehung. Je nach Krankheitsbild können dabei körperliche und/oder psychosoziale Faktoren eine Rolle spielen.

Häufige *somatische Ursachen* sexueller Störungen sind:

- internistische Krankheitsbilder, die die sexuellen Funktionen unmittelbar oder mittelbar beeinträchtigen, z. B. Diabetes mellitus, Herz-Kreislauf-Erkrankungen, Dialysepflichtigkeit usw.;
- schlechter Allgemeinzustand durch eine körperliche Erkrankung;
- Wundschmerzen nach operativen Eingriffen sowie Schmerzen bei der Kohabitation durch operationsbedingte Lageveränderungen innerer Organe oder Verwachsungen;
- krankheits- oder behandlungsbedingte unmittelbare anatomische Schädigungen von Genitalorganen, z. B. nach Penisteilamputation;
- krankheits- oder behandlungsbedingte Veränderungen sexueller Funktionen, z. B. mangelnde Lubrikation nach Strahlentherapie des Beckens;
- krankheits- oder behandlungsbedingte Veränderungen von Körperfunktionen oder des Körperbildes, die die Sexualität indirekt beeinflussen, z. B. Inkontinenz oder Stoma;
- krankheits- oder behandlungsbedingte Infertilität, z. B. nach Hysterektomie;
- Nebenwirkungen medikamentöser Behandlung, z. B. durch Antihypertensiva.

Ebenso wichtig sind *psychosoziale Faktoren,* die mit der jeweiligen Erkrankung und ihren Folgen in enger Wechselwirkung stehen und die Sexualität beeinflussen können:

- durch die Erkrankungen negativ verändertes Selbsterleben und Selbstwertgefühl;
- Beeinträchtigungen des Empfindens der eigenen Attraktivität, z. B. durch Gefühle von Scham oder Ekel nach Anlage eines Stomas;
- Fehlvorstellungen und Wissensdefizite zum Thema Sexualität, z. B. das vermeintliche Risiko, nach einem Herzinfarkt bei der Kohabitation einen „Liebestod" zu erleiden;
- depressive Verstimmungen;
- sexuelle Versagensängste, die häufig einem Selbstverstärkungsmechanismus unterliegen;
- falsche Erwartungen, z. B. daß der Partner keinen sexuellen Verkehr mehr wünscht;
- durch die Erkrankung krisenhaft ausgelöste, zuvor latente Partnerschaftskonflikte.

In vielen Fällen kommt es zu einer Wechselwirkung zwischen körperlichen und seelischen Faktoren. Dies illustriert das folgende Fallbeispiel:

> *Einer 45jährigen Frau muß wegen eines Karzinoms die rechte Brust amputiert werden. Wie sie später in einem Beratungsgespräch berichtet, habe sie sich nach der Operation nicht mehr als begehrenswerte Frau gefühlt. Wegen der damit verbundenen tiefgreifenden Verunsicherung habe sie nach der Entlassung aus dem Krankenhaus auch nicht zärtlich auf ihren Mann zugehen können. Dieser habe sich umgekehrt abwartend verhalten, um sie zu schonen und ihr Zeit zu lassen. Da jedoch beiden Partnern eine offene Aussprache über dieses Thema schwergefallen sei, habe sie sein Verhalten nicht richtig einordnen können und es als Rückzug interpretiert: „Ich dachte, er begehrt mich nicht mehr!" In der Folge sei sie zunehmend depressiver geworden, was ihn noch mehr dazu gebracht habe, sie zu schonen und seine eigenen sexuellen Wünsche vor ihr zu verbergen. Dadurch sei ihre zuvor intakte Ehe in eine schwere Krise geraten.*

Die unterschiedliche Bedeutung und das individuelle Erleben der eigenen Sexualität sind dafür verantwortlich, daß Patienten in ganz verschiedener Weise auf krankheitsbedingte Einschränkungen ihrer Sexualität reagieren. Während der eine unter seiner sexuellen Beeinträchtigung in hohem Maß leidet, erlebt sie ein anderer eher mit Gleichgültigkeit oder sogar mit Erleichterung: „Endlich habe ich einen Grund, um mich den Wünschen und Anforderungen meines Partners entziehen zu können" (Äußerung einer Patientin im Gespräch mit ihrem Hausarzt). Die eigenen lebensgeschichtlichen Erfahrungen spielen dabei eine wichtige Rolle: Menschen, die in jüngeren Jahren Freude an sexueller Aktivität fanden, versuchen in einer solchen Situation eher, neue Formen von Zärtlichkeit und Körperkontakt zu entwickeln. Andere, die ihr Leben lang unter sexuellen Schuldgefühlen („Sexualität ist etwas Schmutziges"), einer Abneigung gegen Sexualität oder Gewalterfahrungen gelitten haben, sind eher froh, daß sie das Kapitel Sexualität für sich abschließen können.

In manchen Fällen werden auch sexuelle Erfahrungen für den Ausbruch einer Krebserkrankung direkt verantwortlich gemacht. So berichtet Schiebl-Piest (1995) über eine ältere Patientin:

> *Sie habe 3 Jahre lang die Entwicklung ihres Mammakarzinoms mit Entsetzen beobachtet und es gleichzeitig vor ihrem Mann und ihrem Arzt erfolgreich versteckt. Erst als der Geruch unerträglich geworden sei, sei sie in die Klinik gekommen. In einem Gespräch mit der Psychologin habe sie dann geäußert, der Brustkrebs sei die Strafe für ihren Seitensprung nach Kriegsende. Da habe sie einen englischen Soldaten kennengelernt, der sie mit seinen Zärtlichkeiten verführt habe: „Er war ein Bruststreichler."*

27

Die Verarbeitung der körperlichen Erkrankung und der mit ihr verbundenen sexuellen Einschränkung geschieht vor dem Hintergrund der aktuellen Lebenssituation und der bisher erworbenen lebensgeschichtlichen Erfahrungen. Dabei können auch frühere Konflikte reaktualisiert werden und das gegenwärtige Erleben bestimmen, wie es die folgende Kasuistik verdeutlicht:

> *Ein 69jähriger Patient wird ein Jahr nach radikaler Prostatektomie zu einem Heilverfahren überwiesen. Im Aufnahmegespräch mit dem Stationsarzt deutet er massive Konflikte mit seiner Ehefrau an, mit der er zu diesem Zeitpunkt bereits 42 Jahre verheiratet war. Es wird schnell deutlich, daß die Auseinandersetzungen nach dem operativen Eingriff begannen. Durch die Erektionsstörung fühle er sich nicht mehr als „richtiger Mann", da er seiner Frau sexuell „nichts mehr bieten" könne. Außerdem sei ihm öfter zum Weinen zumute, was er früher bei sich gar nicht gekannt habe.*
>
> *In weiteren Gesprächen werden die Ursachen greifbar. Der Patient wuchs als Sohn einer alleinerziehenden Mutter auf, deren Ehemann sich bereits während der Schwangerschaft von ihr getrennt hatte. Da der Vater des Patienten auch kaum Unterhaltszahlungen leistete, mußte die Mutter einer Berufstätigkeit nachgehen, um sich und ihren Sohn versorgen zu können. Er mußte deshalb früh auf die Erfüllung kindlicher Bedürfnisse verzichten und im Haushalt mithelfen. Er wurde von seiner Mutter vor allem für Leistungen belohnt – eine Einstellung, die der Patient verinnerlichte und die damit ein Teil seines Selbstbildes wurde: „Ich werde für meine Leistungen und Fähigkeiten geliebt". Bereits durch die Berentung wurde dieses Selbstbild bedroht; durch die sexuelle Störung kam es dann zu einem Zusammenbruch des Selbstideals und dem Durchbruch der Angst, jetzt nicht mehr liebenswert zu sein.*

Das Beispiel beleuchtet auch den Zusammenhang zwischen sexuellen Störungen und dem Selbstwerterleben: Für Frauen und mehr noch für Männer ist eine „intakte" Sexualität eine wichtige Voraussetzung eines positiven Selbstwertgefühls. Frauen mit Orgasmusstörungen erleben sich häufig als nicht vollwertige Frauen. Männer mit sexuellen Problemen, insbesondere Erektionsstörungen, fühlen sich oftmals ganz allgemein ihrer Potenz beraubt. Dies kommt auch in der Sprache zum Ausdruck, wenn von einem „Schlappschwanz" gesprochen wird. „Der Mann *hat* keine Erektionsstörung, er *ist* impotent" (Langer u. Hartmann 1992, S. 7). Der Wunsch, wieder potent zu sein, läßt dabei oft nach jedem Mittel greifen, das schnelle Abhilfe gegen die Störung verspricht.

Krankheitsbedingte sexuelle Störungen

Koronare Herzerkrankungen und Herzinfarkt

In der Akutsituation berichten Herzinfarktpatienten vor allem über Schmerzen; „Angst, gar Todesangst, oder das Gefühl lebensgefährlicher Bedrohung, kommt nicht auf" (Kulenkampff u. Bauer 1962, S. 293). Häufig lassen erst die Reaktion der Angehörigen, des behandelnden Arztes und die Einlieferung auf die Intensivstation Gefühle des Bedrohtseins aufkommen. Im weiteren Krankheitsverlauf stellt die Furcht vor einem Reinfarkt einen Kristallisationskern der Angst dar, die vor allem durch aufmerksamkeitsabwendende Verarbeitungsformen bewältigt wird (Faller 1990). Die Befürchtung, einen Reinfarkt zu erleiden, korreliert unmittelbar mit der Intensität aktueller körperlicher Beschwerden und ist bei Angina-pectoris-Anfällen, Stenokardien oder Dyspnoe besonders häufig. Katamnestische Studien bei Infarktpatienten belegen, daß persistierende globale Befindlichkeitseinschränkungen die Regel, ausgeprägte psychische Störungen im Vergleich zu gesunden Kontrollpersonen eher selten sind (vgl. Egger u. Langosch 1994).

Die Angst vor einem Reinfarkt beeinträchtigt das sexuelle Verhalten zahlreicher Patienten. In einer Untersuchung von Halhuber (1982) gaben mehr als die Hälfte der befragten ITerzinfarktpatienten, die nach einer entsprechenden Behandlung und Rehabilitation beschwerdefrei und leistungsfähig geblieben waren, eine verminderte Appetenz und Erektionsstörungen an. Diese Symptome sind psychogen bedingt und Ausdruck der Angst der Patienten vor einer Überlastung ihres Herzens oder einem unmittelbaren „Liebestod". In einer Untersuchung von Hellerstein u. Friedman (1970) klagten 20 % der nach einem Herzinfarkt sexuell wieder aktiv gewordenen Männer über Angina-pectoris-Anfälle oder ein unangenehmes Herzklopfen während des Koitus. Die wenigsten unterbrachen allerdings den Koitus wegen der genannten Symptome. Wurden vorbeugend Nitroglycerin bzw. Betablocker verordnet und die physische Kondition durch ein Training verbessert, nahm die Zahl der Anfälle ab.

Gerade bei Herzinfarktpatienten ist das Verhalten des Partners von besonderer Bedeutung. Ein Partner, der befürchtet, daß sich wegen zu großer Anstrengungen beim sexuellen Verkehr ein Herzinfarkt wiederholen könne, wird einer Wiederaufnahme der sexuellen Beziehung eher beunruhigt entgegensehen. Dies gilt ebenso in Fällen von Überfürsorglichkeit, in denen der Patient für den gesunden Partner in den Zustand eines pflegebedürftigen Kindes regrediert. Es ist deshalb sinnvoll, bei der Beratung eines Herzinfarktpatienten den Lebenspartner miteinzubeziehen. Masters et al. (1996, S. 349 f.) empfehlen, besonders ängstlich wirkende Partner zusehen zu lassen, wenn der Herzinfarktpatient ein Belastungs-EKG absolviert. Damit werde unmittelbar sichtbar, daß das Herz genügend Reserven habe, um auch die Belastungen eines Geschlechtsverkehrs unbeschadet zu überstehen.

Physiologische Untersuchungen belegen, daß es parallel zum Anstieg der sexuellen Erregung beim Geschlechtsverkehr zu einer Herzfrequenzsteigerung von 110 auf bis zu 180 Schlägen pro Minute und einer Steigerung der Atemfrequenz bis zu 40 Atemzügen pro Minute kommen kann (Masters u. Johnson 1966). Littler et al. (1974) beobachteten Herzfrequenzerhöhungen bis zu 88 Schlägen pro Minute über den Ausgangswert. Der systolische Blutdruck steigt um 20–60 mm Hg, der diastolische Blutdruck um 10–20 mm Hg (Bevan et al. 1969; Fox u. Fox 1977; Littler et al. 1974; Masters u. Johnson 1966). Dies entspricht einer fahrradergometrischen Belastung von ca. 75 W (Hellerstein u. Friedman 1969) – eine Anforderung, die man im Alltag bei Treppensteigen oder raschem Gehen erreicht. Diese körperliche Leistung ist also von der Mehrzahl der Patienten nach einem Herzinfarkt gefahrlos zu erbringen.

Mackey (1978, zit. nach Hertoft 1989) hält allerdings folgende Symptome für bedenklich:

● Brustschmerzen während und nach dem Koitus;
● Herzklopfen, das mehr als eine Viertelstunde nach dem Koitus anhält;
● Atemnot, die länger als eine Viertelstunde nach dem Koitus anhält;
● Schlaflosigkeit infolge sexueller Anstrengungen;
● Gefühl der Erschöpfung am Tage nach dem Verkehr.

Der von Patienten so häufig befürchtete plötzliche Herztod während eines sexuellen Verkehrs ist außerordentlich selten. Bisher wurde dazu unseres Wissens nur eine einzige Untersuchung aus Japan publiziert, deren Ergebnisse in vielen sexualmedizinischen Aufsätzen zitiert werden (Ueno 1963). Von 5 559 Fällen eines plötzlichen Todes ereigneten sich danach nur 34 während sexueller Aktivitäten; 18 der dabei Verstorbenen hatten eine Herzerkrankung. Von diesen 18 Todesfällen ereigneten sich 80 % während einer außerehelichen Beziehung, 50 % in einem Hotelzimmer. Es ist zu vermuten, daß hier der mit der außerehelichen Beziehung verbundene Streß eine zentrale Rolle gespielt hat.

Wabrek u. Burchell (1980) befragten 131 Patienten nach ihrem Sexualverhalten *vor* dem Herzinfarkt; 64 % der Männer im Alter zwischen 31 und 86 Jahren berichteten dabei über Erektionsprobleme bereits *vor* dem Infarktereignis – viel mehr als in einer gesunden Vergleichsgruppe. Bei der Sexualberatung von Herz-infarktpatienten sollten daher – wie bei anderen Erkrankungen natürlich auch – die prämorbiden Sexualfunktionen erfragt werden.

Wegen der Häufigkeit sexueller Probleme nach einem Herzinfarkt ist in der Nachsorge immer darauf hinzuweisen, daß sexuelle Enthaltsamkeit nicht erfor-derlich und die Fortsetzung des vor der Erkrankung gewohnten Sexuallebens uneingeschränkt möglich ist. Eine besonders gute Möglichkeit, sich mit diesem Thema auseinanderzusetzen, bietet der Aufenthalt in einer Rehabilitationsklinik im Rahmen einer Anschlußheilbehandlung (AHB). Therapieziele sind allgemein eine adäquate Krankheitsbewältigung und Angstreduktion sowie ein Gesund-heitstraining zur Reduktion von Risikofaktoren, vor allem dem Abbau von streßinduziertem Verhalten. Im Rahmen dieser Bearbeitung körperbezogener Besorgnisse und Befindlichkeitsstörungen ist auch eine gezielte Reflexion mögli-cher sexueller Ängste integrierbar.

Obwohl die vorliegenden Untersuchungen nur an Männern vorgenommen wurden, gelten die Schlußfolgerungen wahrscheinlich ebenso für Frauen.

Diabetes mellitus

Störungen des Mannes

Erektionsstörungen sind die am häufigsten zu beobachtenden sexuellen Störun-gen bei männlichen Diabetikern. Bei etwa 12 % der Diabetiker ist die Erektions-störung das erste Symptom (Terhorst 1992). Die Prävalenz steigt mit dem Alter des Patienten, der Dauer der Erkrankung und dem Auftreten von Spätkomplika-tionen deutlich an; dabei scheint kein Unterschied zwischen Typ-I- und Typ-II-Diabetikern zu bestehen. Die Häufigkeitsangaben schwanken zwischen 35 und 77,5 % (Jensen 1981; Rubin u. Babbott 1958; Schiavi et al. 1993; Zemel 1988). Die Unterschiede sind durch verschiedene Alterszusammensetzungen der Untersu-chungsgruppen bedingt sowie dadurch, daß eine Reihe der Befragten die Sym-ptomatik verschwieg oder für klinisch nicht relevant hielt. Die Massachusetts Male Aging Study (Feldman et al. 1994) ergab für Diabetiker ein dreifach höheres Auftreten von Erektionsproblemen als bei Nichtdiabetikern. Mit zunehmendem Alter steigt die Prävalenz der Erektionsstörungen von 15 % bei Patienten zwi-schen 30 und 34 Jahren auf bis zu 55 % bei den 60jährigen Diabetikern (Smith 1981); dazu treten die Einschränkungen bei den Patienten deutlich früher auf als in der Allgemeinbevölkerung (McCulloch et al. 1980; Whitehead u. Klyde 1990).

In der Mehrzahl der Fälle setzt die Störung schrittweise ein und beginnt mit einer verminderten Rigidität und Zeitdauer der Erektion; nach einem anfangs nur gelegentlichen vollständigen Ausbleiben entwickelt sich dann durchschnittlich innerhalb eines Jahres eine vollständige Erektionsstörung. Im Vergleich zu einer Kontrollgruppe von altersentsprechenden Gesunden zeigen sich außerdem eine signifikant verringerte Appetenz, Erregung und sexuelle Befriedigung (Schiavi et al. 1995). Andere Autoren beschreiben dagegen lediglich eine Erektionsstörung bei erhalten gebliebener Appetenz. Während die Erektionsstörung bei sehr schlechter Stoffwechseleinstellung reversibel ist, ist sie bei mehrjährig Erkrankten meist als irreversibel anzusehen. Zuverlässige Angaben über die Häufigkeit anderer Funktionsstörungen (z. B. retrograde Ejakulation oder Infertilität) liegen bisher unseres Wissens nicht vor. Bei 71–86 % der Patienten mit Erektionsstörungen ist außerdem zystometrisch eine Blasenfunktionsstörung nachweisbar.

Als Ursachen werden eine neurogene sowie eine myozytäre Degeneration, unzureichende Stoffwechseleinstellung, Medikamentennebenwirkungen sowie psychische Faktoren diskutiert. Bis vor kurzem wurde davon ausgegangen, daß etwa 40 % der organisch bedingten Erektionsstörungen vaskulär bedingt seien. Neuere Befunde zur Physiologie der Erektion und zur Pathophysiologie der Erektionsstörungen zeigen dagegen, daß bei bis zu 40 % der Betroffenen eine kavernös-myozytäre Degeneration und bei 20–40 % eine kavernös-autonome neurogene Schädigung vorliegt (Stief et al. 1996). Das Vorliegen nächtlicher Erektionen kann nicht als Beweis für eine psychogene Ursache einer Erektionsstörung angesehen werden!

Die Abwägung zwischen somatischer und psychogener Verursachung einer Erektionsstörung ist schwierig. Erektionsstörungen können auch als Ausdruck einer problematischen Krankheitsbewältigung und Krankheitsakzeptanz verstanden werden. Hinweise auf das Vorliegen seelischer Ursachen sind nach Lustman u. Clouse (1990):

- plötzliches Auftreten,
- erkennbare situative Auslöser,
- fehlende diabetische Komplikationen (z. B. andere neurologische Auffälligkeiten),
- kurze Erkrankungsdauer,
- psychiatrische Krankheitsbilder wie Depressionen, Ängste, Alkoholabhängigkeit.

Denkbar ist auch die ausschließlich psychogene Entwicklung einer Erektionsstörung im Sinne einer „Selffullfilling prophecy". In vielen Fällen sind jedoch organische und psychologische Faktoren eng miteinander verwoben und bilden ein komplexes Ursachenbündel.

Eine Untersuchung von Smith (1982) an Diabetikern mit Erektionsstörungen belegt die bisher unzureichende sexualmedizinische Beratung dieser Patientengruppe. Nur 7,7 % wurden durch eine Arzt fachgerecht beraten, 76,8 % suchten

Übersicht 2: Behandlungsmöglichkeiten organisch bedingter Erektionsstörungen

● Vakuumpumpen (Erec-Aid-System)
● Schwellkörper-Autoinjektionstherapie
● Implantation von Schwellkörperprothesen
● Penile Arterialisation
● Penile Venenchirurgie

Information und Unterstützung außerhalb medizinischer Einrichtungen. In (häufig wohnortfernen) Fachkliniken scheint es nach Beobachtungen von Kulzer (1993) Betroffenen leichter zu fallen, im Zusammenhang mit ihrer Diabeteserkrankung auch über das Problem der Erektionsstörung zu sprechen.

Zur Behandlung organisch bedingter Erektionsstörungen kommen verschiedene Methoden zum Einsatz (s. Übersicht).

Arterien- und venenchirurgische Eingriffe scheinen bei diabetischen Mikroangiopathien wegen der operativen Risiken und der ungewissen Langzeitergebnisse nicht indiziert. Erektionshilfesysteme und Schwellkörper-Autoinjektionstherapie sind dann als sinnvolle Alternativen anzusehen. Die von Beaser et al. (1982) nach der Implantation einer Penisprothese befragten Patienten erklärten zu 81 %, daß sie mit den Erfolgen des Eingriffs zufrieden seien und ihre Entscheidung erneut in diesem Sinn treffen würden.

Störungen der Frau

Sexuelle Störungen bei Frauen mit Diabetes mellitus können alle Phasen des sexuellen Reaktionszyklus betreffen. Nach Auffassung von Schreiner-Engel et al. (1985) hat der Typ-I-Diabetes wenig oder keinen Einfluß auf die Sexualfunktionen, während der Typ-II-Diabetes bei den häufig übergewichtigen Frauen einen im Vergleich zu einer Kontrollgruppe signifikant negativen Einfluß auf Appetenz, Lubrikation und orgastisches Erleben hat. Jensen (1981) gibt folgende Häufigkeiten bei den von ihm untersuchten Diabetikerinnen an: bei 24 % verminderte Appetenz, bei 11 % Orgasmusstörungen sowie bei 8 % sexuelle Aversionen. Slob et al. (1990) belegen in ihrer Untersuchung, daß Diabetikerinnen eine geringere Zahl an Geschlechtspartnern haben und seltener einen Orgasmus erleben als eine Vergleichsgruppe von Nichtdiabetikerinnen. Die verringerte Orgasmushäufigkeit wird auch von Kolodny et al. (1974) bestätigt.

Masters et al. (1996, S. 352) glauben eine der Ursachen in der Intensität der sexuellen Stimulation zu sehen. Wegen der Neuropathie sei eine „gewöhnliche"

33

körperliche Stimulation häufig nicht ausreichend, um den Orgasmusreflex auslösen zu können. Sie empfehlen daher die Anwendung eines Vibrators während des Geschlechtsverkehrs oder der Masturbation, um dadurch eine intensivere Stimulation zu erreichen.

Krankheits-
und therapiebedingte sexuelle Störungen

Krebserkrankungen

Die Konfrontation mit der Diagnose „Krebs" löst bei den Betroffenen und ihren Angehörigen in besonderer Weise Verunsicherung und Ängste aus. Gerdes (1984) spricht von einem „Sturz aus der Wirklichkeit", der durch die Befundmitteilung ausgelöst wird. Die Untersuchung einer Krankenkasse zeigt, daß Krebs als das Leiden angesehen wird, vor dem sich die Deutschen am meisten fürchten. Die Umfrage unter ihren Versicherungsmitgliedern („Vor welchem Leiden fürchten Sie sich am meisten?") ergab folgende Antworten:

- Krebs (64,5 %),
- Morbus Alzheimer (31,7 %),
- Multiple Sklerose (13,3 %),
- Aids (10,8 %),
- Herzinfarkt (5,5 %).

Obwohl laut Sterberegister mehr Menschen an den Folgen von Herz- und Kreislauf-Erkrankungen als an Krebserkrankungen versterben, stufen die Befragten deren Angstpotential eher als gering ein (*Freie Presse* vom 11./12.2.95).

Bei den mit der Diagnose „Krebs" und ihrer Behandlung verbundenen seelischen Belastungen muß zwischen verschiedenen Phänomenen differenziert werden: Die Beeinträchtigungen durch die Erkrankung und deren Behandlung als äußere Realität, der spezifischen, individuellen Bedeutsamkeit bzw. Bedeutungserteilung des Traumas als innere Realität und im späteren Verlauf die Auswirkungen des sog. *Damokles-Syndroms* der Überlebenden: Auch nach der sog. und inzwischen als zu kurz gegriffen anzusehenden „Fünf-Jahres-Heilung" sind Rezidive nicht sicher auszuschließen; außerdem wird zunehmend die Gefahr von Zweitmalignomen deutlich, die durch manche Krebstherapien induziert werden.

Bei 40–50 % der Krebskranken werden daher psychische Leiden diagnostiziert (ohne Differenzierung nach Art und Stadium der Erkrankung). Eine Untersuchung aus den Vereinigten Staaten (Derogatis et al. 1983) differenziert dabei gemäß DSM-III zwischen 32 % Anpassungsstörungen, 6 % Major depressions, 8 % organisch bedingten Psychosyndromen, 3 % Persönlichkeitsstörungen und 2 % Angststörungen.

Der Mehrzahl der Patienten wird leider bisher immer noch keine psychoonkologische Betreuung angeboten. Dabei belegt eine Befragung von 200 Patientinnen einer onkologischen Ambulanz (Kirstgen u. Bastert 1994), daß die Mehrzahl der Frauen möchte, daß sich die Klinik mehr um ihre seelischen Belange kümmert. Eine psychosoziale Behandlungsbedürftigkeit wird übereinstimmend bei etwa einem Drittel der Krebspatienten gesehen (z. B. Holland u. Rowland 1989). Belastungsreaktionen von Krankheitswert bei Partnern, oft verbunden mit Beziehungsproblemen, werden in 25–50 % der Fälle angegeben (Keller et al. 1995).

Daher ist die Frage gerechtfertigt: Können sexuelle Beeinträchtigungen wirklich von Bedeutung sein in einer Situation, in der die Patienten vollständig von der Bewältigung ihrer Erkrankung und der damit assoziierten Ängste beansprucht sind? Viele würden diese Frage sicher verneinen, und für die Mehrzahl der Patienten ist diese Einschätzung für den Zeitraum der Ersterkrankung und ihrer stationären Therapie zutreffend. Mit der Rückkehr in die „Normalität", in den Lebensalltag werden jedoch auch diese Bedürfnisse wieder bedeutsam – sei es durch das Auftauchen eigener Wünsche und Phantasien, durch die Erwartungen des Partners oder die ständige Konfrontation mit dem Thema Sexualität in der Umwelt.

Eine Befragung von Vincent et al. (1975) zeigt am Beispiel des Zervixkarzinoms, daß 80 % der befragten Frauen ausdrücklich mehr Informationen zu möglichen Auswirkungen von Erkrankung und Behandlung auf ihre Sexualität wünschen. Gemäß einer Befragung von Walcher et al. (1988) haben aber nur 20 % der Patientinnen im Z. n. Zervixkarzinom ihren Arzt von sich aus auf postoperativ aufgetretene sexuelle Probleme angesprochen. Die Mehrzahl der Patienten wartet also darauf, daß der Arzt nach möglichen sexuellen Problemen fragt und damit einen Weg für den Einstieg in die Thematik bahnt.

Störungen der Frau

Mammakarzinom

Allgemeine Übersicht

In Westeuropa und Nordamerika ist das Mammakarzinom der häufigste Tumor bei Frauen. Jede 15. Frau (d. h. 7 %) erkrankt an Brustkrebs; in Deutschland werden jährlich über 40 000 Neuerkrankungen mit zunehmender Tendenz registriert. 30 % der Betroffenen sind jünger als 40 Jahre.

In primär kurativ operablen Stadien erfolgt zunächst die chirurgische Tumorentfernung. Rund zwei Drittel aller Patientinnen können heute brusterhaltend operiert werden, da die erzielten Überlebensraten mit denen mastektomierter Frauen vergleichbar sind. Die Ausdehnung der Operation wird u. a. von der Tumorgröße und dem Verhältnis von Tumor zu Restbrust bestimmt. Das kosmetische Ergebnis nach brusterhaltender Therapie wird vor allem durch die Erfahrung des Operateurs und eine sorgfältige Operationstechnik bedingt. Der brusterhaltenden Operation schließt sich eine Bestrahlung der Brust an. Eine simultan zur Bestrahlung durchgeführte Zytostase kann das kosmetische Ergebnis verschlechtern; die Technik des Boosts (Elektronen oder Brachytherapie) beeinflußt das Ergebnis dagegen nicht. In Abhängigkeit von der Größe, der Biologie des Tumors und der axillären Lymphknoten werden adjuvante Therapieverfahren erforderlich wie Zytostase und Hormontherapie – GnRH-Agonisten (z. B. Zoladex-Depot), Antiöstrogene (Tamoxifen, Toremifen), Aromatasehemmer (Letrozol, Anastrozol), Gestagene (z. B. Medroxyprogesteronacetat, Megesterol).

Auswirkungen auf die Sexualität

Die Brust wird von der Mehrzahl der Frauen als Symbol ihrer Weiblichkeit, der eigenen Identität und erotischen Potenz sowie als eine Quelle körperlicher Lustempfindungen erlebt. Die meisten von Brustkrebs betroffenen Frauen fühlen sich daher sowohl durch die Erkrankung als auch durch den bevorstehenden Eingriff bedroht. „Es sind nicht nur die Blicke der Männer auf meinen Busen – er ist auch für mich selbst ein Symbol meiner Weiblichkeit und meiner körperlichen Attraktivität", äußert dazu eine 42jährige Frau.

Die allgemeine psychische Anpassung nach einem brusterhaltenden Eingriff gelingt deshalb deutlich besser als nach einer Mastektomie (Holmberg et al. 1989; Steinberg et al. 1985). Das Körperbild wird nicht so sehr beeinträchtigt (de Haes u. Welvaart 1985; Schreer 1995). Margolis et al. (1990) finden dazu in ihrer Vergleichsstudie folgende Ergebnisse: Innerhalb der Gruppe der brustamputierten Frauen fühlen sich 78 % nach der Behandlung weniger attraktiv als vorher, während dies nur bei 3 % der Lumpektomiepatientinnen der Fall ist. Alle Mastektomiepatientinnen haben das Gefühl, infolge der Operation unbekleidet unattraktiv zu sein, jedoch keine in der anderen Gruppe. Nach einer Ablatio sind 57 % beschämt über ihre Brust, nach der Lumpektomie nur 6 %. Zum Zeitpunkt der Interviews lag die Therapie mindestens ein Jahr zurück.

Die Brustamputation ist ein schwerwiegender Eingriff in das körperliche Selbsterleben und löst elementare Ängste aus. „Ich konnte mich danach nicht mehr als vollwertige Frau fühlen" – so die Beschreibung einer Betroffenen über die seelischen Auswirkungen ihrer Operation. Viele scheuen nach der Operation den Blick in den Spiegel, ziehen sich zunächst sexuell von ihrem Partner zurück und vermeiden es, sich dessen Blicken auszusetzen:

> *Heute denke ich, ich konnte mich selbst nicht ansehen – die Operationsnarbe, die fehlende Brust –, aber damals nach der Krankenhausentlassung habe ich das irgendwie auf meinen Mann geschoben. Ich dachte, er will mich so nicht sehen und entzog mich deshalb seinen Blicken und seinen Berührungen. Dabei hat er sich mir gegenüber sehr liebevoll verhalten und immer wieder versucht, mich zu trösten. Aber ich blieb lange Zeit bei meiner Überzeugung, daß er mich nicht mehr attraktiv finden könne – bis ich irgendwann merkte, daß ich mich nicht annehmen konnte, einfach nicht akzeptieren wollte, eine brustamputierte Frau zu sein. Erst zu diesem Zeitpunkt habe ich begriffen, daß mein Mann mich immer noch liebt.*

Buddeberg et al. (1984b) finden, daß sich die Partner nach einer Brustoperation der Frau emotional voneinander zurückziehen und das Gespräch über die Krankheit vermeiden, was beide als sehr belastend erleben. Witkin (zit. nach Masters et al. 1996, S. 340) interpretiert die auftauchenden Ängste der Betroffenen so:

> *Es dürfte klar sein, daß die Schwierigkeit einer Frau, den Verlust einer Brust zu akzeptieren und sich mit dem Gedanken anzufreunden, in erster Linie mit ihrer Angst zu tun hat, wie andere darauf reagieren werden. Der Schmerz, der mit einer Ablehnung einhergeht, wird in dem Maße größer, in dem die Intimität wächst, wobei sich die größten Ängste einer Frau um den Mann drehen, mit dem sie am intimsten verkehrt. Wovor die Frauen die größte Angst haben, ist nicht bloß eine Ablehnung in Form von sexueller Aversion oder Verweigerung, sondern auch in Form von Mitleid; denn während Mitgefühl und Besorgnis eine Aufmerksamkeit für das Verlust- und Angstgefühl der Frau implizieren, bedeutet Mitleid die Überzeugung, daß die Frau tatsächlich etwas eingebüßt hat, und ist demnach keine Anteilnahme an ihren Gefühlen, sondern eine Verstärkung ihrer eigenen Vorstellung, nämlich unvollständig und wertlos zu sein.*

Herschbach (1985) befragte 385 brustamputierte Frauen nach Abschluß der Primärbehandlung zu den Auswirkungen der Erkrankung auf die Sexualität. Über weniger sexuelle Kontakte berichten 33,7 % der Patientinnen, 41,4 % über ein Nachlassen der sexuellen Erlebnisfähigkeit und 41,6 % vermeiden es, sich dem Partner nackt zu zeigen; 32,2 % beobachten eine Zurückhaltung des Partners, der es in 41,6 % vermeidet, den Brustbereich der Partnerin zu berühren. Bei Lotze (1990) schildern Patientinnen 6 Monate nach der Operation folgende Einschränkungen: Angst vor der Berührung der gesunden Brust haben 75–80 %, 80–90 % haben Angst vor der Berührung der operierten Brust, 35–40 % haben Angst vor dem Geschlechtsverkehr und 40–50 % klagen über eine verminderte Appetenz und ein beeinträchtigtes Orgasmuserleben. Eine Studie von Andersen u. Jochimsen (1985) zeigt, daß Patientinnen nach einer Mastektomie sogar vergleichsweise seltener Zärtlichkeiten wie das Küssen zulassen als solche nach Eingriffen bei Zervix-, Ovarial- und Endometriumkarzinom. Manche Frauen, die befürchten, der Anblick ihrer Operationsnarbe könne sich negativ auf das Lustempfinden ihres Partners auswirken, verweigern beim Koitus die „Frau-oben-Stellung", da in dieser Position die fehlende Brust am deutlichsten sichtbar wird. Manche ziehen sich auch in ihrer Partnerschaft auf Dauer sexuell zurück. Die Qualität der Beziehung scheint hier von großer Bedeutung: Je mehr gegenseitiges Vertrauen und Zuneigung vorherrschen, desto besser gelingt die Anpassung an die krankheitsbedingten Veränderungen.

Einige Studien kommen aber auch zu dem Ergebnis, daß eine Brustamputation nicht zwangsläufig zu einer Verschlechterung des sexuellen Verhaltens führen muß (z. B. Fries u. Reinhard 1996). Schover et al. (1995) vertreten aufgrund ihrer retrospektiven Studie an über 200 Frauen die Auffassung, daß der allgemeine Gesundheitszustand, die Qualität der partnerschaftlichen Beziehung, ein schlechtes Körperbild, ein niedriger Bildungsstand und das prämorbide Sexualleben viel bessere Prädiktoren für die spätere Sexualität sind als das Ausmaß des Eingriffs.

Durch die bei dem operativen Eingriff unvermeidliche Durchtrennung von Nervenbahnen treten in einer Reihe von Fällen postoperativ Wund- und Narbenschmerzen auf oder eine vorübergehende oder auch dauerhafte Taubheit oder Überempfindlichkeit von Hautbezirken entsteht. Sie kann über die Innenseite des Oberarmes und die Brustwand bis in den Rücken reichen. In seltenen Fällen kommt es sogar zu „Phantomschmerzen" der entfernten Brust, d. h., die Brust wird schmerzhaft wahrgenommen, obwohl sie nicht mehr vorhanden ist. Im Bereich der Operationsnarbe treten manchmal schmerzhafte Spannungszustände auf, die durch den Verlust mehr oder weniger großer Haut- und Muskelanteile verursacht werden. Außerdem ist die normalerweise vorhandene Verschieblichkeit der Haut auf der Unterhaut häufig durch Verklebungen eingeschränkt. Beides kann neben der oben beschriebenen örtlichen Taubheit bzw. Überempfindlichkeit bei Berührungen Mißempfindungen auslösen. Regelmäßige gymnastische Übungen sowie krankengymnastische Behandlungen können diese Beschwerden schrittweise beseitigen.

Die *operative und Strahlentherapie* im Bereich der Axilla hat in einer Reihe von Fällen ein *Lymphödem* zur Folge, das Monate, aber auch erst Jahre danach auftreten kann. Die angegebenen Häufigkeiten schwanken zwischen 28 % (Woods et al. 1995) und 38 % (Kissen et al. 1986). Leider läßt sich therapeutisch oft nur eine Reduzierung des Ödems erreichen. Ein ähnlich günstiges Ergebnis ist bei operativer Begrenzung auf Level I und II und Verzicht auf eine postoperative Bestrahlung der Axilla auf 3–5 % zu erreichen (≥ 3 cm Umfangdifferenz). Im Vergleich zu davon nicht betroffenen Frauen beschreiben sich diejenigen mit Lymphödem als in ihrer Sexualität zusätzlich beeinträchtigt (Tobin et al. 1993). Daher erscheint eine frühzeitige Aufklärung über diese potentielle Nebenwirkung sowie die Möglichkeiten der Prävention bzw. symptomatischen Behandlung sinnvoll.

Nach einem operativen Eingriff nehmen viele Frauen eine Schonhaltung ein, indem sie die Schulter der operierten Seite hochziehen. Durch die veränderte Körperhaltung entwickeln sich jedoch Verkrampfungen und Verspannungen der Muskulatur, und in der Folge kommt es zu Kopf-, Nacken-, Schulter- und Rückenschmerzen. Dies gilt insbesondere für Frauen mit großen und schweren Brüsten. Ist keine operative Rekonstruktion der Brust vorgesehen, sind sie deshalb zur Vermeidung von Haltungsfehlern auf die Versorgung mit einer externen Brustprothese aus Silikon hinzuweisen (s. S. 124).

Eine *adjuvante Chemotherapie* mit CMF führt in 60–80 % zu einer vorübergehenden Amenorrhö, die aber bei Frauen unter 40 Jahren in 50–60% der Fälle reversibel ist (Bonadonna et al. 1977). Im Gegensatz zu einer alleinigen Hormon- und Strahlentherapie ist das Ausmaß sexueller Dysfunktionen (verminderte Appetenz, mangelnde vaginale Lubrikation, Dyspareunie, sexuelle Befriedigung) nach einer zusätzlichen Chemotherapie vorübergehend deutlich erhöht.

Bei der *Strahlentherapie* kommt es neben akuten lokalen Auswirkungen (z. B. Rötung bis Blasenbildung) im bestrahlten Bereich gelegentlich zu einer nachfolgend vermehrten Hautpigmentierung, zu Erweiterungen der Blutgefäße sowie in etwa 6 % der Fälle zu einer Strahlenfibrose mit Verhärtungen oder Schrumpfungen des Gewebes.

Die *adjuvante Hormontherapie* weist im allgemeinen weniger Nebenwirkungen auf als eine Chemotherapie. Die so behandelten Frauen müssen aber mit den für die Wechseljahre typischen Symptomen wie Hitzewallungen, Schwitzen, Trockenheit der Scheide und dadurch verursachte Schmerzen beim sexuellen Verkehr rechnen. Gelegentlich kommt es zu Schlafstörungen, Depressionen sowie einem teilweisen oder vollständigen Verlust des sexuellen Begehrens.

Die positiven Effekte einer operativen Brustrekonstruktion auf das Selbsterleben und die Sexualität der Frauen wird durch eine Vielzahl von Studien bestätigt (z. B. Teimourian u. Adham 1982; Rowland et al. 1993).

Eine Mastektomie stellt nicht nur für die Patientin, sondern auch für ihren Lebenspartner eine enorme Herausforderung dar. Befragungen zeigen, daß sich viele Männer sexuell beeinträchtigt fühlen und sowohl die Häufigkeit der sexuellen Kontakte als auch der Grad der damit verbundenen Befriedigung abnimmt. Allerdings: je befriedigender die Beziehung und die gemeinsame Sexualität vor dem Eingriff erlebt wurde, desto geringer war das Ausmaß der geschilderten Beeinträchtigung (Wellisch et al. 1978).

■ Vulvakarzinom

Allgemeine Übersicht

Nur 3–5 % aller Genitalmalignome betreffen die Vulva; die Neuerkrankungsrate beträgt 3 von 100 000 Frauen pro Jahr. Betroffen sind überwiegend postmenopausale Frauen mit einem Häufigkeitsgipfel im 7. Lebensjahrzehnt. Etwa 10 % sind jedoch jünger als 50 Jahre, 4 % unter 40 Jahren.

Zur Therapie wird – falls möglich – eine große, radikale Vulvektomie mit Entfernung beider Labien, der Klitoris sowie der Ausräumung der Inguinal- und Femoralislymphknoten durchgeführt. Bei jüngeren Patientinnen wird dabei die Ovarialfunktion erhalten. Häufig ist aber aufgrund des fortgeschrittenen Tumorwachstums keine Entfernung des Tumors im gesunden Gewebe möglich, so daß eine erweiterte Lymphonodektomie oder eine Nachbestrahlung erfolgen muß. Dieses Vorgehen birgt jedoch das Risiko eines Lymphödems in sich. Wundheilungsstörungen können zusätzliche Probleme bereiten. In dazu geeigneten Fällen ist es möglich, in einem nachfolgenden plastischen Eingriff die Labien zu rekonstruieren.

Auswirkungen auf die Sexualität

Die radikale Vulvektomie führt zumeist zu erheblichen Deformierungen und einer Verengung des Introitus vaginae, die einen normalen Koitus unmöglich machen. Eine Untersuchung von Andreasson et al. (1986) zeigt, daß mehr als die Hälfte der Frauen postoperativ keinen Geschlechtsverkehr mehr haben. Mehr als ein Drittel leidet an Dyspareunie. Wenn die Patientinnen nicht eineinhalb bis 3 Monate nach der Operation ihr Geschlechtsleben wieder aufnehmen, geschieht es später nicht mehr. Bei Patientinnen mit aktivem Sexualleben und den notwendigen operativen Vorbedingungen werden diese Folgen möglicherweise durch ein kosmetisch bestimmtes Vorgehen mittels Verschiebeplastiken vermindert bzw. vermieden.

41

Mit der Entfernung der Labien und der Klitoris werden anatomische Strukturen geschädigt, die für das Lustempfinden von großer Bedeutung sind. Es wird daher für in dieser Weise operierte Frauen oft sehr schwierig sein, einen Orgasmus zu erreichen. Da andere Körperbereiche ihre Stimulationsfähigkeit behalten, ist manchmal auf anderem Wege eine befriedigende Sexualität möglich. Eine 54jährige Patientin nach Vulvektomie berichtet:

> Ich habe nach der Operation erst einmal eine ganze Zeit gebraucht, bis ich überhaupt wieder an Sex denken konnte. Anfangs erschien es mir unvorstellbar, daß mich mein Mann überhaupt noch einmal berühren würde – so wund und verstümmelt, wie ich war. Nach einiger Zeit habe ich dann aber selbst versucht, herauszufinden, an welchen Körperstellen ich Berührungen noch als lustvoll empfinde. Erst als ich merkte, daß ich mich noch selbst befriedigen konnte und mich wieder einigermaßen sicher fühlte, habe ich meinen Mann ermutigt, wieder zu mir zu kommen und mit mir zu schlafen. Er hat mir dann auch klar gemacht, daß er mich weiterhin sehr attraktiv und sexy findet. Eine ganze Stunde lang hat er mir erzählt, was er an mir besonders anziehend findet: meine klaren grünen Augen, mein klassisches Profil, meine schlanke Taille, meinen Po.... Wenn wir heute miteinander intim sind, denke ich nicht an das, was nicht mehr da ist, sondern konzentriere mich mit meiner Aufmerksamkeit auf die Stellen meines Körpers, an denen ich erregbar bin und gebe mich dem hin. Ich genieße die Zärtlichkeiten meines Mannes und komme sogar manchmal zum Orgasmus, obwohl er für mich insgesamt an Bedeutung verloren hat.

Die Vagina ist allerdings häufig nicht ausreichend empfindlich, außerdem klagen viele Patientinnen über Taubheitsgefühle oder Mißempfindungen im Genitalbereich. Andersen et al. (1988) berichten bei Patientinnen mit In-situ-Karzinom über eine 2- bis 3fache Zunahme von Erregungs- und Orgasmusstörungen nach Therapieende. Die Zahl der Frauen, die sexuell nicht mehr aktiv sind, steigt von 8 % vor Therapiebeginn auf 33 % nach Therapieende an (durchschnittlicher Beobachtungszeitraum nach Therapieende: 5,2 Jahre).

Die Anwendung eines Gleitgels erweist sich in den Fällen als hilfreich, in denen Berührungen im Genitalbereich und besonders um die Austrittsstelle der Urethra Mißempfindungen auslösen. Narbengewebe am Scheideneingang kann eine Stenose bedingen und dadurch Schmerzen beim sexuellen Zusammensein bewirken. Diese Beschwerden werden u. U. durch die Anwendung eines Dilatators gelindert. In manchen Fällen besteht die Möglichkeit, durch die operative Einfügung eines Hauttransplantats eine zu enge Scheidenöffnung zu weiten.

Die Entfernung des körpereigenen Gewebes im Genitalbereich führt auch dazu, daß sich viele Frauen nicht mehr in enger Kleidung wohlfühlen, weil durch deren straffen Sitz unmittelbarer Druck auf den Scheideneingang und die Harnröhrenöffnung ausgeübt wird. Außerdem treten in einer Reihe von Fällen als Folge einer ausgedehnten inguinofemoralen und evtl. pelvinen Lymphonodektomie Lymphödeme der unteren Extremitäten und damit einhergehende schmerzhafte Schwellungen im Genitalbereich auf.

■ Vaginalkarzinom

Allgemeine Übersicht

Vaginalkarzinome stellen etwa 2 % der bösartigen Genitalkarzinome. Das therapeutische Vorgehen wird durch die Höhenlokalisation und die Eindringtiefe des Tumors bestimmt; die Operation, häufig in Kombination mit einer intra- oder perkutanen Strahlentherapie, ist das Mittel der Wahl. Bei operativem Vorgehen entspricht das Procedere bei portionaher Lokalisation dem beim Zervixkarzinom, beim introitusnaher Lage dem beim Vulvakarzinom.

Auswirkungen auf die Sexualität

Die intrakavitäre Strahlentherapie führt häufig zu einer Verklebung des Lumens der Vagina, die den Koitus unmöglich macht. Nach operativem Vorgehen im zervixnahen Bereich werden als Folge der Verkürzung manchmal Schmerzen beim Koitus genannt, die sich jedoch durch häufigeren Verkehr von selbst zurückbilden können. Bei introitusnahem Eingriff können Verwachsungen und damit verbundene Stenosierungen der Vagina den Koitus erschweren oder unmöglich machen.

Bei Frauen mit aktivem Sexualleben ist nach einem entsprechenden Beobachtungszeitraum eine plastische Rekonstruktion der Vagina als Zweiteingriff zu empfehlen.

■ Zervixkarzinom

Allgemeine Übersicht

Das Zervixkarzinom ist nach dem Mammakarzinom und dem kolorektalen Karzinom der dritthäufigste Tumor bei Frauen. In manchen Weltregionen wird es inzwischen vom Korpuskarzinom übertroffen, dessen Häufigkeit zunimmt. Die Neuerkrankungsrate liegt bei 20 von 100 000 Frauen. Es tritt gehäuft im 5.

43

Lebensjahrzehnt auf, 7 % der Betroffenen sind aber jünger als 30 Jahre. Frauen mit hoher Koitusfrequenz, schlechter Intimhygiene oder häufigerem Partnerwechsel haben ein erhöhtes Erkrankungsrisiko. Außerdem ist ein Zusammenhang zwischen ungenügender Sexualhygiene des Partners (Smegma) und diesem Karzinom anzunehmen.

Grundsätzlich wird in *frühen Stadien* operiert und in High-risk-Fällen nach einer neoadjuvanten Chemotherapie nachbestrahlt. In *fortgeschrittenen Stadien* ist die Radiatio das Mittel der Wahl. Die Standardoperation besteht in einer erweiterten Radikaloperation nach Wertheim bzw. nach Meigs, Latzko, Okabayashi u. a. Eine Bestrahlung ist bei einer unvollständigen Tumorentfernung oder bei Lymphknotenbefall indiziert. Im Rahmen der Ersttherapie hat die Chemotherapie keine entscheidende Bedeutung. Die Ovarien werden bei prämenopausalen Frauen beim operativen Vorgehen nicht obligat mit entfernt; wegen einer möglichen postoperativen Bestrahlung werden sie während des Eingriffs aus dem kleinen Becken in das große Becken verlagert und an der Beckenwand fixiert.

Auswirkungen auf die Sexualität

Nach einer *Konisation* ist bei ca. 1–2 % mit einer Stenose des Zervikalkanals zu rechnen.Die Empfängnis kann dadurch erschwert sein, und während einer späteren Geburt verzögern Vernarbungen die Eröffnungsperiode. Es kann jedoch auch zu einer Zervixinsuffizienz kommen, die bei nachfolgender Schwangerschaft eine Cerclage erforderlich macht.

Beim *operativen Vorgehen* entsteht eine Wunde am Scheidenstumpf, die in der Regel nach 2–3 Wochen problemlos verheilt. Außerdem kommt es zu einer Verkürzung der Vagina, die jedoch häufig keine Beschwerden verursacht oder sich durch häufigeren Verkehr von selbst korrigiert. Bei einem kombinierten chirurgischen und strahlentherapeutischen Vorgehen nimmt die Zahl dieser Nebenwirkungen deutlich zu (Flay et al. 1995).

Eine *Strahlentherapie* beeinträchtigt die Sexualität auf unterschiedlichen Ebenen: Als Folge einer perkutanen oder intrakavitären Bestrahlung tritt eine radiogene Kolpitis auf. Nach einer perkutanen Bestrahlung klingt die Entzündung in der Regel nach wenigen Tagen ab, nach intravaginalen Radium-, Zäsium- oder Iridiumeinlagen kann sie über Wochen andauern und allmählich in eine teilweise oder vollständige Obliteration der Vagina übergehen. Ebenso besteht die Möglichkeit einer Verengung und Verkürzung der Vagina (Dische 1985). Einige wenige Patientinnen berichten nach intrakavitärer Bestrahlung über Tenesmen im Bereich des Rektums, die auch das sexuelle Erleben beeinträchtigen. Über Schmerzen beim sexuellen Verkehr berichten in den ersten Monaten nach der Therapie etwa 40–50 % der Frauen, später geht die Häufigkeit auf 8–15 % zurück. Intensität und Häufigkeit dieser Nebenwirkungen hängen von der Bestrahlungstechnik und -dosis sowie der Dauer der vaginalen Strahlenbelastung ab.

Bertelsen (1983) berichtet, daß 66 % von 45 Frauen, die ausschließlich mit einer intrakavitären Bestrahlung behandelt wurden, sexuelle Beeinträchtigungen erleben, einschließlich reduzierten sexuellen Interesses, vaginaler Atrophie und Fibrose. Nach Siebel et al. (1980) ist bei 50 % von 22 ausschließlich bestrahlten Patientinnen noch ein Jahr nach dem Abschluß der Therapie die sexuelle Befriedigung beeinträchtigt. Abitbol u. Davenport (1974) sehen bei 22 von 28 bestrahlten Patientinnen (78 %) eine Beeinträchtigung der Sexualität und ein reduziertes sexuelles Interesse. Schover et al. (1989) berichten über Dyspareunie und verminderte Appetenz nach Radiatio. Bei Flay u. Matthews (1995) werden in einer Follow-up-Studie nach Radiatio 14 Wochen nach Ende der Therapie von den Patientinnen (n=16) folgende Ursachen für das Nachlassen von sexuellem Interesse und Aktivität genannt: Verkürzung der Vagina (64 %), Dyspareunie (43 %), mangelnde Lubrikation (43 %), Verengung der Vagina (43 %), Angst vor einem Rückfall (43 %).

Der Prozentsatz der Frauen mit Anorgasmie steigt bei Lasnik u. Tatra (1986) um mehr als das 3fache von 14 % vor der Strahlentherapie auf 52 % an. Eine prospektive Studie von Vincent et al. (1975) zeigt bei 30 % der Patientinnen eine deutliche Abnahme sexueller Aktivitäten auch noch 6–12 Monate nach der Therapie.

Symptomatisch empfehlen sich entzündungshemmende Vaginalovula und Sitzbäder mit Kamillosan. Zur Prophylaxe einer Obliteration sind die lokale Applikation östrogenhaltiger Salben sowie die Verwendung von Vaginaldilatatoren ab 6 Wochen nach Beendigung der Therapie sinnvoll. Ebenso hilft die Wiederaufnahme sexueller Aktivitäten dabei, diese Nebenwirkung zu begrenzen. Die häufig zu beobachtende Tendenz, den Koitus mehr als 3 Monate hinweg nicht zuzulassen, begünstigt dagegen Stenosierungen der Vagina. Bei Lasnik u. Tatra (1986) berichten 39,5 % der Patientinnen innerhalb von 3 Monaten über die Wiederaufnahme des Geschlechtsverkehrs; etwa gleich viele (41,7 %) nehmen den Geschlechtsverkehr 4–6 Monate nach der Therapie wieder auf, aber 18,8 % werden erst etwa ein Jahr später wieder sexuell aktiv. Die Auswirkungen der Bestrahlung auf die Ovarien verursachen durch in der Folge auftretende menopausale Beschwerden und eine mangelnde Lubrikation weitere Beschwerden, die durch eine Hormonsubstitution zu vermeiden sind.

Bei den unerwünschten Nebenwirkungen der Strahlentherapie sind auch die Auswirkungen auf Blase und Darm zu berücksichtigen. Chronische Entzündungen, Fistelbildungen und Schmerzempfindungen tragen ebenso zu einer Beeinträchtigung der Sexualität bei. Die radiogene hämorrhagische Zystitis, die auch noch nach einer Latenzzeit von über 20 Jahren auftreten kann, läßt sich durch eine hyperbare Oxygenierung (HBO) günstig beinflussen (Hartmann et al. 1996). Sowohl aus der operativen Therapie als auch aus der Strahlentherapie können zusätzlich Miktionsschwierigkeiten resultieren.

45

Die öffentliche Diskussion über mögliche Ursachen des Zervixkarzinoms trägt bei einigen Frauen mit dazu bei, sexuelle Kontakte zu vermeiden, um den Tumor nicht zu „aktivieren". Hier ist eine gründliche Information und Beratung durch den behandelnden Arzt erforderlich. Wegen der Ausbildung irreversibler Stenosen sollte dabei gerade auf die günstige Wirkung regelmäßiger Kohabitationen hingewiesen werden.

Daß die Konfrontation mit der Tumorerkrankung der Frau auch deren Partner belastet, belegt eine Untersuchung von Van der Does u. Duyvis (1989). Sie befragten 11 Ehemänner, deren Frauen sich auf Grund eines Zervixkarzinoms einer radikalen Hysterektomie hatten unterziehen müssen. Die Ehemänner äußerten Ängste vor der Wiederaufnahme des Geschlechtslebens, weil sie ihrer Partnerin keine Schmerzen zufügen und sie nicht verletzen wollten. Zudem befürchteten sie, eine stark veränderte Situation vorzufinden. Es sei jedoch zu keinem Gespräch über diese Gefühle und Befürchtungen gekommen, obwohl die Männer sich dies sehr gewünscht hätten.

Endometrium-(Korpus-)karzinom

Allgemeine Übersicht

Das Korpuskarzinom betrifft vor allem Frauen zwischen dem 60. und 70. Lebensjahr; 15 % der Patientinnen sind allerdings jünger als 50 Jahre, 2,5–5 % sogar jünger als 40 Jahre. Die Neuerkrankungsrate liegt bei 10–25 von 100 000 Frauen. In den letzten Jahren ist eine Zunahme der Häufigkeit zu beobachten.

In der Regel erfolgt eine *operative Therapie*: Neben dem Uterus wird die Vaginalmanschette unter Mitnahme der Adnexe und Lymphknoten entfernt. Bei entsprechender Indikationsstellung erfolgt zusätzlich eine Radiatio, Gestagen-, Tamoxifen- oder Zytostatikatherapie. In seltenen Fällen wird eine primäre Strahlentherapie durchgeführt. In fortgeschrittenen Stadien schließen sich an eine primäre Strahlentherapie eine totale abdominelle Hysterektomie mit bilateraler Salpingo-Oophorektomie und danach eine systemischer Therapie an.

Auswirkungen auf die Sexualität (s. Tabelle 3, S. 48)

Die Gebärmutter stellt für viele Frauen ein wichtiges Organ dar, das insbesondere im Rahmen von Schwangerschaften in einer hohen Wertigkeit erlebt wird. Die Hysterektomie bedeutet den Verlust der Fortpflanzungsfähigkeit und damit einen Einschnitt in das bisherige Körperselbst der Frau.

Trotzdem scheint sich für die Mehrzahl der Frauen keine Einschränkung des sexuellen Erlebens zu ergeben, zumal durch das operative Vorgehen wesentliche (somatische) Quellen des Lustempfindens (Klitoris, Schamlippen, Scheideneingang) nicht beeinträchtigt werden. Bei komplikationsloser Wundheilung kann das normale Sexualleben nach etwa 4–6 Wochen wiederaufgenommen werden.

Die empirischen Befunde zu den Folgen der Hysterektomie sind widersprüchlich; während einige Autoren negative Auswirkungen beschreiben (z. B. Chynoweth 1973; Lazarov et al. 1979), zeigen andere keinen signifikanten Einfluß auf. In einer Reihe von Fällen kommt es sogar zu einer Verbesserung der Sexualität (z. B. Gath et al. 1982). Larsen u. Jensen (1982, zit. nach Hertoft 1989) fanden bei einer prospektiven Untersuchung von 61 Frauen (Durchschnittsalter 43 Jahre) 6 Monate nach dem Eingriff die sexuellen Funktionen (Appetenz, Koitusfrequenz, Orgasmusfähigkeit) bei 55 % unverändert, bei 34 % gebessert und bei 13 % verschlechtert. Lubrikationsstörungen nach einfacher Hysterektomie sind meist Folge eines Appetenzverlustes, der psychogen zu erklären ist.

Bernhard (1986) kommt bei einer kritischen Betrachtung der ihm vorliegenden empirischen Untersuchungen zu dem Ergebnis, daß viele erhebliche methodische Mängel aufweisen. So sei bei der Hälfte aller Studien nicht einmal zwischen vaginalem und abdominellem Vorgehen differenziert worden.

Trotzdem berichten manche Frauen über ein vermindertes orgastisches Empfinden in Folge des Eingriffs. Dazu eine Patientin:

> *Es war nach der Operation einfach anders als vorher – obwohl mich mein Gynäkologe immer wieder darauf hingewiesen hat, daß durch die Operation keine Nervenstränge verletzt oder zerstört worden seien, die für mein Lustempfinden zuständig sind. Ich bin mir nicht sicher, ob ich es mir vielleicht nur einbilde – aber es fühlt sich einfach anders an, mein Orgasmus ist nicht mehr so tief und intensiv wie zuvor.*

Eine Reihe von Autoren sieht das verminderte orgastische Erleben als Folge der fehlenden Kontraktionen am Uterus. Während des Orgasmus wird von der Hypophyse Oxytocin ausgeschüttet, das Gebärmutterkontraktionen auslöst, die allerdings von der Mehrzahl der Frauen nicht bewußt wahrgenommen werden. Inwiefern das verminderte orgastische Erleben also eine somatische Folgeerscheinung ist oder aber Ausdruck einer mangelnden Krankheitsbewältigung, ist nur schwer zu unterscheiden.

Wegen der kaum vorhersagbaren Veränderungen des Sexualverhaltens empfehlen einige Autoren explizit eine gute prä- und postoperative Beratung, die bewußt das Sexualleben vor und nach dem Eingriff einbezieht; das Auftreten sexueller Störungen könne dadurch ganz wesentlich reduziert werden. Für die als "Posthysterektomie-Syndrom" bezeichnete Störung (Depression, sexuelle Antriebsminderung usw.) scheinen diejenigen Frauen besonders prädestiniert, deren Familienplanung zum Zeitpunkt des Eingriffs noch nicht abgeschlossen ist.

Tabelle 3. Auswirkungen der Hysterektomie auf die Sexualität. (Mod. nach Eicher 1994)

Autor	Patienten [n]	Depression [%]	Negativ [%]	Positiv [%]	Unverändert [%]
Melody (1962)	267	4	–	–	–
Prill (1964)	215	–	53	19	28
Richards (1973)	200	36,5	–	–	–
Eicher et al. (1974)	100	13	32	25	43
Richter (1976)	88	3	3	–	–
Sievers u. Köhler (1977)	1007	–	8	34	58
Eicher et al. (1978)	105	10	8	12	80

Blasenentleerungsstörungen und Fistelbildungen nach perkutaner Radiatio oder Brachytherapie sind erhebliche Komplikationen, die in vielen Fällen die Sexualität massiv einschränken. Die Häufigkeitsangaben urologischer Komplikationen nach einer Radiatio schwanken zwischen 1 und 70 %. Staehler et al. (1985) beobachteten bei 55,9 % von 134 bestrahlten Patientinnen pathologische urologische Befunde, wobei die Blase mit 55 %, die Nieren mit 21 % und der Ureter mit 8 % betroffen waren. Blasen-Scheiden-Fisteln oder Kloaken können auch noch Jahre nach abgeschlossener Behandlung entstehen. Auch nach alleiniger Brachytherapie werden in 0,6–10,5 % der Fälle die Ausbildung einer Strahlenzystitis oder eine Fistelbildung beobachtet (Atzinger u. Pfändner 1991).

■ Ovarialkarzinom

Allgemeine Übersicht

Das Ovarialkarzinom ist mit einem Anteil von 10–25 % das dritthäufigste der Genitalneoplasmen. Die höchste Inzidenz liegt zwischen dem 65. und 85. Lebensjahr, kinderlose Frauen erkranken 4mal häufiger als andere.

Verlauf und Prognose sind im wesentlichen von der Tumorausbreitung zum Zeitpunkt der Diagnosestellung bzw. der Primärtherapie abhängig. Operation und Chemotherapie stellen die beiden Säulen der Primärtherapie dar. Bei der Operation wird eine Totalexstirpation des Uterus unter Mitnahme beider Adnexe, eine Omentektomie, eine Lymphonodektomie sowie evtl. eine Appendektomie durchgeführt. Die postoperativen Maßnahmen werden durch die individuellen Prognose- bzw. Risikomerkmale bestimmt; dabei kommen systemische oder in-

48

traperitoneale Chemotherapie, Strahlentherapie oder Hormon- bzw. Antihormonbehandlung zur Anwendung.

Bei jungen Frauen mit Kinderwunsch besteht die Möglichkeit, nach dem chirurgischen Staging im Stadium FIGO IA Uterus und kontralaterale Adnexe und im Stadium FIGO IB den Uterus zu erhalten. Eine sehr enge Nachsorge ist wegen des Rezidivrisikos obligatorisch.

Auswirkungen auf die Sexualität

Für die Entwicklung der sexuellen Appetenz sind auf hormoneller Ebene die Androgene verantwortlich, die in der Nebennierenrinde gebildet werden. Die einseitige oder beidseitige Ovarektomie führt deshalb nicht per se zu einem mangelnden sexuellen Interesse. Die klinische Beobachtung zeigt jedoch, daß sich viele Patientinnen nach diesem Eingriff sexuell zurückziehen.

Dagegen führt der bei beidseitiger Ovarektomie verursachte Östrogenmangel u. a. zu einer erheblichen Störung der Erregungsphase, die sich in einer Atrophie und damit verbundenen mangelnden Erweiterungsfähigkeit und Lubrikation der Vagina bemerkbar macht. Bei fehlender symptomatischer Behandlung (z. B. Femilind-Gel) resultiert eine Dyspareunie. Bei präklimakterischen Frauen setzen postoperativ die typischen Beschwerden der Wechseljahre ein, die durch Hitzewallungen, Schweißausbrüche, Depressionen und Reizbarkeit die Sexualität zusätzlich einschränken können und die durch eine hormonelle Substitution zu beheben sind.

Zu den Auswirkungen der Hysterektomie auf die Sexualität s. S. 46.

■ Blasenkarzinom

Allgemeine Übersicht

Etwa 3 % aller Malignome befallen die Blase, es handelt sich um das zweithäufigste Karzinom im Urogenitalsystem. Die höchste Inzidenz besteht im 7. Lebensjahrzehnt, nur 5 % betreffen Patienten unter 45 Jahren.

Die Therapie wird vom Tumorstadium und vom Grading bestimmt und reicht von der transurethralen Resektion bis zur radikalen Zystektomie mit Entfernung der vorderen Vaginalwand, der pelvinen Lymphknoten und der gleichzeitigen Extirpation von Uterus, Adnexe und Urethra. In dazu geeigneten Fällen wird ergänzend eine intravesikale bzw. systemische Chemotherapie oder eine Strahlentherapie durchgeführt. Nach einer Zystektomie erfolgt je nach Indikationsstellung eine inkontinente bzw. kontinente Form der Harnableitung (s. unten).

49

Übersicht 3: Möglichkeiten der Harnableitung nach Zystektomie

● Inkontinente Formen:
- Harnableitung durch Fistel
- Ileum-/Kolon-Conduit (Beutelversorgung)
● Kontinente Formen:
- Intestinaler Blasenersatz mit Urethraanschluß
- Kontinente Vesikostomie
- Ersatzblase mit kontinentem Stoma (3- bis 4mal täglich durch den Patienten katheterisiert)
- Harnumleitung (Ureterosigmoidostomie; Rektumblase, z. B. Mainz-Pouch II)

Auswirkungen auf die Sexualiät

Bei den möglichen Auswirkungen eines Blasenkarzinoms auf die Sexualität muß zwischen den unmittelbaren Folgen durch die Zystektomie und den Folgen durch die notwendig werdende Harnableitung unterschieden werden. Im Gegensatz zu den Untersuchungen über die Auswirkungen einer Zystektomie auf die Sexualität der Männer (s. S. 61 ff) sind vergleichbare Veröffentlichungen zur weiblichen Sexualität bisher eher selten.

Im Vordergrund steht für die Patientinnen mit radikal-chirurgischen Eingriffen in der Regel die Auseinandersetzung mit der neuen Harnableitung. Dabei ist eine Akzeptanz um so schwerer zu erreichen, je massiver der Eingriff in das Körperbild ist, je stärker er als Entstellung empfunden wird und je einschneidender die Folgen der Operation sind (Jones et al. 1980; Miller 1977; Mount 1980; Aaronson et al. 1986). Bei 83 % der Patientinnen ist die Akzeptanz der äußerlich sichtbaren Körperveränderungen v. a. durch ein Urostoma beeinträchtigt (Fossa et al. 1987).

Nach Zystektomie sind je nach Indikationsstellung verschiedene Möglichkeiten der Harnableitung möglich (s. Übersicht).

Die größte Veränderung bringt äußerlich das Ileumconduit mit sich. Die sichtbare, dunkelrote Darmschleimhaut und das Versorgungssystem rufen häufig zunächst heftige Vermeidungsreaktionen hervor, die auch die Sexualität vollkommen blockieren. Ängste, der Beutel könne sich beim Verkehr spontan lösen, schränken die Spontaneität zusätzlich ein. Wegen der geringeren Beeinträchtigung des Körperbildes sind bei entsprechenden Vorbedingungen deshalb kontinente Harnableitungsverfahren über ein aus Darmanteilen gebildetes Reservoir zu bevorzugen.

Über postoperative Veränderungen der Sexualität bei Frauen nach radikaler Zystektomie liegen bisher nur vereinzelte Angaben bei kleinen Fallzahlen vor. Schover u. Eschenbach (1985) untersuchten 8 Patientinnen (Durchschnittalter 59 Jahre), die vor dem Eingriff sexuell aktiv waren, Nordström u. Nyman (1992) 11 Patientinnen. Die sexuelle Appetenz beschreiben Schover u. Eschenbach nach dem Eingriff als unverändert, Nordström u. Nyman als reduziert. Bei Schover u.

Eschenbach berichten 7 Frauen über Schmerzen beim sexuellen Verkehr als Folge der Teilresektion der Vagina und einer mangelnden Lubrikation. Die Symptomatik ließ sich durch die lokale Applikation von Salben deutlich bessern, in einem Fall führte vorübergehend die Patientin eine tägliche Dilatation der Vagina durch. Zehn der 11 von Nordström u. Nyman (1992) befragten Frauen empfinden ihre Sexualität als befriedigend.

Da alle von ihnen beobachteten Frauen bei Wiederaufnahme ihrer sexuellen Aktivitäten mit mangelnder Lubrikation und Schmerzen beim Koitus konfrontiert waren, empfehlen Schover u. Eschenbach (1985) postoperativ eine praktische Unterweisung in den Möglichkeiten der Symptombehandlung, d. h. der Anwendung von Gels, der Dilatation der Vagina mittels Dilatatoren sowie von Kegel-Übungen.

Störungen des Mannes

■ Peniskarzinom

Allgemeine Übersicht

Das Peniskarzinom ist ein seltener Tumor; er tritt mit einer Häufigkeit von 1 % aller diagnostizierten Karzinome auf. Das Vorkommen vor dem 40. Lebensjahr ist selten, der Altersgipfel liegt bei etwa 60 Jahren. Häufig wird die Diagnose erst sehr spät gestellt, da Schamgefühle oder Ängste vor einem operativen Eingriff in der Genitalregion die Patienten davon abhalten, frühzeitig zum Arzt zu gehen.

Der Zeitpunkt der Diagnosestellung ist jedoch von erheblicher Bedeutung für das therapeutische Vorgehen: Bei *früher Entdeckung* reicht manchmal eine *lokale Strahlentherapie,* durch die die Sexualität nur wenig beeinträchtigt wird. In letzter Zeit kommt die Lasertherapie als schonendes Behandlungsverfahren zum Einsatz. Bei *fortgeschrittenem Krankheitsstadium* ist jedoch die *operative Entfernung* des Tumors und die – von der Lage, Größe und Ausdehnung des Tumors abhängige — partielle oder radikale Penektomie erforderlich. Beim metastasierten Peniskarzinom sind die Ergebnisse palliativer Therapieformen wie Chemotherapie und/oder Bestrahlung unbefriedigend.

Auswirkungen auf die Sexualität

Je radikaler das Vorgehen, desto schwerwiegender sind die Auswirkungen auf die Sexualität (Opjordsmoen u. Fossa 1994). Bei der partiellen Penektomie wird der distale Teil mit der Eichel entfernt. Bei manchen Patienten ist trotz dieses Eingriffs ein befriedigendes Liebesleben möglich; bei sexueller Erregung wird der verbliebene Teil des Gliedes steif und ist häufig groß genug für einen Koitus. Obwohl die Eichel als besonders empfindsames Organ fehlt, besteht trotzdem die Möglichkeit, einen Orgasmus und damit verbundenen Samenerguß zu erleben. Da bei der Frau die äußeren Geschlechtsorgane (insbesondere die Klitoris) und das untere Drittel der Scheide auf Stimulation besonders empfindsam reagieren, ist auch trotz einer Penisteilamputation des Partners eine befriedigende Sexualität bis zum Orgasmus möglich.

Ist der Vollzug eines Koitus nach totaler Penisamputation nicht mehr möglich, kann es für den Patienten hilfreich sein, den eigenen Körper neu zu „erforschen" und bisher vielleicht unbekannte erogene Zonen wie den Hodensack sowie die ihn umgebende Hautregion und den After zu entdecken, die sich zur sexuellen Stimulation eignen. Dazu der Bericht eines 48jährigen Patienten:

> *Ich hatte von meinem Urologen gehört, daß sich die Prostata auch zur sexuellen Stimulation eignet. Ich habe diesen Vorschlag zunächst vollkommen verworfen – zum Teil, weil es mir selbst fremd erschien, zum Teil, weil ich mich schämte und es meiner Frau nicht zumuten wollte. Irgendwann habe ich es ihr dann aber doch erzählt, und sie war wesentlich bereitwilliger, das mit mir auszuprobieren, als ich dachte. Das erste Mal, als sie ihren Finger in meinen After einführte und meine Prostata vorsichtig massierte, überwogen eher die Schamgefühle und ein anfänglich unangenehmes Druckgefühl. Aber da mir meine Frau Mut machte, haben wir öfter damit experimentiert, und inzwischen ist diese Technik für uns beide zu einem wichtigen Teil unseres intimen Zusammenseins geworden. Ich komme dadurch fast regelmäßig zum Orgasmus, und meine Frau meint, es sei auch für sie eine schöne Erfahrung, mich so zum Orgasmus bringen zu können.*

Eine Follow-up-Untersuchung von Opjordsmoen u. Fossa (1994) zeigt, daß die Entscheidung zu einer Penektomie auch in Rückblick von der Mehrzahl der Betroffenen als richtig angesehen wird. Nach partieller bzw. totaler Penektomie wurden 25 Patienten befragt, ob sie eine längere Überlebenszeit oder einen Organerhalt wählen würden, wenn sie nochmals entscheiden müßten. Für eine - längere Überlebenszeit würden sich 17 Patienten entscheiden, 7 Patienten für einen Organerhalt mit der Aussicht, nach dem Abschluß der Behandlung ihr sexuelles Leben weiterführen zu können. Dieser Befund ist allerdings nur eingeschränkt als Beweis für die Richtigkeit der Indikationsstellung anzusehen; denn im Sinn der kognitiven Dissonanztheorie (Festinger 1962) ist nicht damit zu rechnen, daß die Patienten im nachhinein ihre eigene Entscheidung zur Penektomie als falsch bewerten.

Wird eine primäre oder adjuvante *Bestrahlung* durchgeführt, kommt es manchmal zu vorübergehenden Ödembildungen in der Leistenregion sowie als Spätfolge zu einer Fibrosierung des Schwellkörpergewebes, die eine für eine Erektion ausreichende Blutfülle verhindert. Zum Schutz der Keimdrüsen gegen die bei der Behandlung anfallende Streustrahlung wird eine Bleikapsel verwandt. Trotzdem ist mit einer Beeinträchtigung der Spermiogenese durch Streustrahlung zu rechnen. Bei bestehendem Kinderwunsch ist deshalb ein zeitlicher Sicherheitsabstand nach der Strahlentherapie empfehlenswert.

■ Hodenkarzinom

Allgemeine Übersicht

Hodentumoren sind mit einer Inzidenz von 6,5/100 000 relativ selten, bei Männern zwischen 20 und 30 Jahren jedoch der häufigste Tumor. Die Hodentumoren entstehen zum weit überwiegenden Teil aus dem Keimepithel und werden als maligne Keimzelltumoren zusammengefaßt, bei denen Seminome und Nichtseminome unterschieden werden. Es besteht eine relativ hohe Inzidenz von 5 % eines Carcinoma in situ im kontralateralen Hoden. Bösartige Erkrankungen des gonadalen Stromagewebes, d. h. der Leydig- und Sertoli-Zellen sind selten.

Die Standards für das diagnostische und therapeutische Vorgehen (z. B. Interdisziplinäre Konsensus-Konferenz, Halle 1996) lassen für die meisten Situationen und Stadien eine übereinstimmendes Vorgehen zu:

- *Seminome:* In der Regel wird eine *Ablatio testis* durchgeführt; die Schnittführung erfolgt in der Leiste (inguinal). Ergänzend wird eine adjuvante Radiatio der retroperitonealen Lymphknotenstationen empfohlen, da Seminome besonders strahlensensibel reagieren. In fortgeschrittenen Stadien ist eine cisplatinhaltige Kombinationschemotherapie indiziert.
- *Nichtseminome:* Die Therapie der nichtseminomatösen Tumoren besteht ebenfalls in einer *inguinalen Ablatio* testis; das weitere Vorgehen richtet sich nach dem Tumorstadium. Sind keine Lymphknotenmetastasen nachweisbar (Stadium I), werden folgende Möglichkeiten diskutiert:
  - „wait and watch“,
  - modifizierte einseitige retroperitoneale Lymphadenektomie unter Schonung der für die Ejakulation verantwortlichen sympathischen Nervenfasern der Gegenseite,
  - neoadjuvante Chemotherapie.

Patienten in *fortgeschrittenen Stadien* werden nach der Ablatio testis entweder *retroperitoneal lymphadenektomiert* und/oder unterziehen sich einer *Chemotherapie.* Alternativ wird auch eine primäre Chemotherapie mit anschließender Resektion des Residualtumors diskutiert.

53

Bei der präoperativen Aufklärung und Therapieplanung muß davon ausgegangen werden, daß 64 % der Männer bereits vor Beginn der Therapie eine Oligospermie und 20 % eine Azoospermie aufweisen (Kreuser et al.1989). Dies relativiert die Möglichkeiten eines Fertilitätserhalts durch eine Kryokonservierung des Spermas.

Auswirkungen auf die Sexualität

Die bisher vorliegenden Untersuchungen zu den psychosozialen Folgen eines Hodenkarzinoms belegen, daß die Tumorerkrankung zu erheblichen subjektiven Beeinträchtigungen führen kann, gerade auch deshalb, weil sie Männer in einem Altersabschnitt betrifft, in dem der Sexualität meist eine wichtige Bedeutung zukommt. Die zur Zeit gebräuchlichen multimodalen Therapiekonzepte können alle in unterschiedlicher Weise die Sexualität beeinträchtigen.

Klippel u. Weißbach (1976) beschreiben, daß sich 17 % ihrer Patienten durch die Resektion des tumortragenden Hodens deutlich beeinträchtigt fühlen. Eine beidseitige Orchiektomie führt zu einem drastischen Abfall des Testosteronspiegels und damit zum weitgehenden Libidoverlust; eine adäquate Hormonsubstitution ist möglich und nicht kontraindiziert.

Nach einer radikalen (bilateralen) *retroperitoneale Lymphadenektomie* (RLA) tritt bei nahezu allen Patienten ein Verlust der antegraden Ejakulation ein (Donohue u. Rowland 1981; Walsh et al. 1971; Weissbach et al. 1990). Die heute bekannten Metastasierungswege des Hodenkarzinoms erlauben es jedoch, statt einer radikalen beidseitigen Lymphadenektomie nur noch eine einseitige ipsilaterale Sanierung vorzunehmen: Bei einer rechtseitigen Dissektion der Lymphknoten kann daher der linksseitige Grenzstrang geschont werden und umgekehrt. Durch diese modifizierte einseitige Lymphadenektomie kommt es noch bei 20–40 % aller operierten Patienten zu einem Verlust der Ejakulationsfähigkeit (Doerr et al. 1993; Fossa et al. 1990; Jaeger u. Hauri 1988; Skinner 1976). Untersuchungen von Jewett et al. (1988) und Donohue (1988, 1990) zeigen, daß lumbale sympathische Ganglien von L2 bis L4 für die Erhaltung der antegraden Ejakulation notwendig sind. Durch intraoperative Neurostimulation können diese Nervenfasern identifiziert und dargestellt werden. Dadurch ist heute in etwa 95–100 % der Fälle ein Erhalt der antegraden Ejakulation möglich, ohne daß die Radikalität der Tumorchirurgie beeinträchtigt wird (Donohue et al. 1990; Fritz u. Weissbach 1985; Fossa et al. 1985; Hofmann et al. 1994). Allerdings steht die Technik der „nervenschonenden" modifizierten RLA bisher nicht in allen operativen Zentren zur Verfügung. Nach Voroperationen können aber atypische Lymphabflußwege bestehen, die eine erweiterte Lymphknotenentfernung notwendig machen. Erektions- und Orgasmusfähigkeit werden durch den Eingriff in der Regel nicht beeinträchtigt.

Tabelle 4. Gonadale Toxizität als Folge einer Chemotherapie bei Hodentumorpatienten. (Mod. nach Kreuser et al. 1996)

Literatur	Chemo-therapie	Zyklen [n]	Patienten [n]	Mediane Nachbe-obachtung (Monate)	FSH erhöht [%]	LH erhöht [%]	Testosteron erniedrigt [%]	Oligo- u. Azoos-permie [%]
Drasga et al. (1983)	PVB+/-A	4	28	24	54	43	25	54
Fossa et al (1985)	PVB	4--5	35	36	--	--	--	33
Kreuser et al. (1986)	PVB+/-A	4--6	45	48	30	10	0	28
Leitner et al. (1986)	VAB-6, EP	3--4	22	24	63	86	0	--
Nijman et al. (1987)	PVB	4	54	24	100	100	0	48
Kreuser et al. (1989)	PVB, PEI	4--6	44	60	25	8	0	30
Kreuser et al. (1990)	PVB	2 (adj.)	14	24	10	5	0	0
Bisset et al. (1990)	PVB	n.a.	74	52	19	19	31	--
Stuart et al. (1990)	PVB+/-E	4--6	27	30	75	67	0	43
Hansen et al. (1990)	PVB	6	31	61	86	59	0	27
Aass et al. (1991)	P+/-V+/-E+/-B	3--4	51	36	38	11	14	30
Schwabe et al. (1992)	P+/-V+/-E+/-B	2--16	21	60	45	48	0	--

FSH: Follikelstimulierendes Hormon; LH: Luteinisierendes Hormon; n.a.: nicht angegeben; VAB-/+: Vinblastin, Actinomycin D, Cisplatin, Cyclophosphamid, Bleomycin; PVB: Cisplatin, Vinblastin, Bleomycin; A: Adriablastin; I: Ifosamid; E: Etoposid; C: Cyclophosphamid.

Die perkutane Strahlentherapie der paraaortalen und parakavalen Lymphknotenstationen und ggf. der gleichseitigen iliakalen Lymphknoten bei Seminomen führt dosisabhängig zu einer dauerhaften Azoospermie, wenn der gesunde Hoden nicht ausreichend abgeschirmt wird (Hodenschutzkapsel).

Die durch die Chemotherapie verursachten Schäden am Keimepithel gelten in Abhängigkeit von Intensität und Dosis als reversibel. Die zu beobachtende Azoospermie mit einer pathologischen Erhöhung der FSH-Serum-Spiegel ist von den jeweils angewandten Zytostatika, der Anzahl der Zyklen, der kumulativen Gesamtdosis sowie dem Ausmaß der prätherapeutischen Fertilitätsminderung abhängig. Eine Regeneration der Gonadenfunktionen ist bei etwa 50–70 % der Patienten in einem Zeitraum zwischen einem und fünf Jahren zu erwarten (Tabelle 4). Eine kumulative Cisplatindosis von > 600 mg/m^2 hat eine bleibende Oligozoospermie bzw. Azoospermie zur Folge (Peterson et al. 1994).

Bei der Frage nach Veränderungen im sexuellen Erleben klaffen in der Untersuchung von Gritz et al. (1989) die Angaben von verheirateten Männern und deren Frauen auseinander: Etwa 50 % beschreiben keine Veränderung, von den übrigen berichten jedoch 29,4 % der Männer von einer Abnahme, 47,1 % der Frauen dagegen von einer Zunahme der sexuellen Befriedigung. Bei etwa der Hälfte der Ehepartner verändert sich auch nicht die Häufigkeit des sexuellen Zusammenseins, 38,2 % der Männer und 32,4 % der Frauen schildern eine Abnahme der Häufigkeit. Die Vermeidung sexueller Kontakte geschieht häufig aus Angst vor narzißtischen Kränkungen. Janssen u. Weißbach (1978) sehen die bei einigen Patienten zu beobachtende Steigerung der sexuellen Aktivität oder eine Zunahme von Partnerwechseln als Versuch an, die durch den Eingriff bedingte Kränkung ihres Männlichkeitsideals zu kompensieren.

Ein 24jähriger alleinstehender Patient mit einem Seminom im Stadium I stellt sich vor, weil er „Probleme mit Frauen" hat. Er sei einseitig kastriert und danach bestrahlt worden; die Ärzte hätten ihm versichert, daß er auch auf Dauer sehr gute Überlebenschancen habe. Trotzdem habe er sich seit dem Eingriff sexuell zurückgezogen und befriedige sich nur noch selbst. „Obwohl alles wie vorher klappt, traue ich mich nicht mehr an Frauen ran". Im weiteren Gespräch wird seine labile männliche Identität deutlich, die durch die Semikastration zusätzlich bedroht wird. Der Patient war ohne Vater in einem „Frauenhaus" mit Mutter, Großmutter und Schwester aufgewachsen und hatte kaum männliche Vorbilder zur Verfügung, mit denen er sich hätte in positiver Weise identifizieren können. „Durch die Operation bin ich ja jetzt nur noch ein halber Mann!" Durch das Gespräch mit dem (männlichen) Untersucher und das Aufzeigen der Psychodynamik fühlte sich der Patient so weit ermutigt, daß er erneut auf Frauen zugehen konnte.

Einige Autoren empfehlen zur Prävention späterer Belastungsreaktionen die Einlage einer Hodenprothese. Klippel u. Weißbach (1976) beschreiben, daß 17 % ihrer Patienten sich durch die Resektion des tumortragenden Hodens deutlich beeinträchtigt fühlen und 56,2 % einer Prothesenimplantation gegenüber positiv eingestellt sind; bei Gritz et al. (1989) nehmen 42,8 % der Patienten dieses Angebot in Anspruch. Dagegen finden Erpenbach u. Freudenberg (1991) trotz vorheriger Information ihrer Hodentumorpatienten über die operativen Möglichkeiten einer Prothesenimplantation nur bei 7,5 % eine Bereitschaft zum prothetischen Vorgehen. Nach ihren Aussagen waren für die Mehrzahl der Befragten die möglichen Risiken des Eingriffs (Entzündungen, Unverträglichkeitsreaktionen, Abstoßungsreaktionen, Nachhärten der Prothese) für diese Entscheidung nicht maßgeblich. Es ist daher zu vermuten, daß andere Ursachen wie die Konfrontation mit der Diagnose Krebs und die damit zusammenhängende Belastungen für die psychosozialen Probleme der Patienten verantwortlich sind.

Die spätere Diagnose eines Befalls des kontralateralen Hodens bedeutet für den Patienten die Konfrontation mit dem endgültigen Verlust seiner Fertilität. Als Folge können depressive Verstimmungen bis hin zu Suizidphantasien auftreten, wie es das folgende Beispiel zeigt:

> *Bei einem alleinstehenden 27jährigen Patienten wird 3 Jahre nach einer linksseitigen Hodenexstirpation eine Krebserkrankung des verbliebenen Hodens diagnostiziert. Im Verlauf der stationären Behandlung entwickelt sich postoperativ eine zunehmende reaktive Depression bis hin zu Selbstmordgedanken. Die erneute Konfrontation mit einer Krebserkrankung, der endgültige Verlust der Fertilität sowie die Angst vor dem Rückzug seiner Freundin zogen ihm nach eigenen Angaben den Boden unter den Füßen weg. Außerdem habe seine Freundin wegen der Ersterkrankung schon früher manchmal Ängste geäußert; jetzt habe sie angedeutet, daß sie das Ganze kaum noch aushalten könne.*
>
> *Wegen der Suizidalität wurde eine psychotherapeutische Behandlung erforderlich, die auch gemeinsame Gespräche mit der Freundin beinhaltete*

Tumoren des Nebenhodens und des Samenstrangs

Allgemeine Übersicht

Bösartige Tumoren der Nebenhoden sind extrem selten; in den meisten Fällen handelt es sich um ein Sarkom. Die Behandlung besteht in einer Ablatio testis und einer *Samenstrangresektion*.

Auswirkungen auf die Sexualität

Die durch die Entfernung des Hodens resultierenden Auswirkungen auf die Sexualität sind weiter oben beschrieben (s. S. 54 ff). Wegen der Seltenheit der Tumoren des Nebenhodens und Samenstrangs wurden unseres Wissens bisher keine gezielten Untersuchungen zu dieser Patientengruppe veröffentlicht.

Prostatakarzinom

Allgemeine Übersicht

In der Bundesrepublik erkranken jährlich 17 000 Männer neu an einem Prostatakarzinom. Es ist eine typische Krebserkrankung des Alters und wird am häufigsten zwischen dem 60. und 70. Lebensjahr beobachtet. Die Metastasierung erfolgt sowohl lymphogen als auch hämatogen, so daß zum Zeitpunkt der Diagnosestellung bei mehr als 50 % der Betroffenen bereits Knochenmetastasen nachweisbar sind. Die Therapiemaßnahmen richten sich nach der Größe und Ausdehnung des Primärtumors.

Das lokal begrenzte Prostatakarzinom wird durch die radikale *Prostatovesikulektomie* behandelt. Während des Eingriffs wird die gesamte Prostata einschließlich der Samenblasen entfernt; ergänzend wird eine pelvine Lymphadenektomie durchgeführt.

Eine *primäre Bestrahlung* kann perkutan oder interstitiell erfolgen. Die heute gängigen computerberechneten Einstellungstechniken bewirken eine deutliche Senkung der früher zu beobachtenden Nebenwirkungen der Strahlentherapie.

Bei nachgewiesener Metastasierung wird eine *systemische Therapie* durchgeführt. Das Wachstum des überwiegenden Teils der Zellklone ist androgenabhängig. Deshalb bewirkt ein Entzug der gonadalen und adrenalen Androgene eine Verzögerung der Tumorprogression (Abb. 1). Dazu werden folgende Verfahren eingesetzt:

- chirurgische Kastration (Orchiektomie),
- chemische Kastration (LHRH-Agonisten),
- Antiandrogene (Bicalutamid, Cyproteronacetat, Flutamid).

Je nach Differenzierungsgrad des Tumors hält dieser progressionshemmende Effekt wenige Monate bis einige Jahre an. Die Antiandrogeneinnahme führt zu einem meist vollständigen Appetenzverlust und u. U. infolge einer verstärkten Prolaktinproduktion auch zu einer schmerzhaften Gynäkomastie; diese wird durch eine Bestrahlung der Mamillen vor der Therapieeinleitung verhindert.

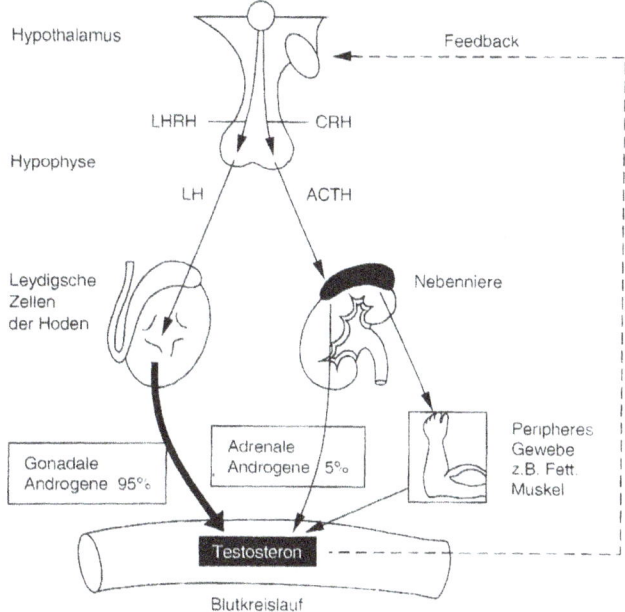

Hypothalamus

Feedback

LHRH — CRH

Hypophyse

LH ACTH

Leydigsche
Zellen
der Hoden

Nebenniere

Gonadale
Androgene 95%

Adrenale
Androgene 5%

Peripheres
Gewebe
z.B. Fett,
Muskel

Testosteron

Blutkreislauf

Abb. 1. Regulation der Androgenproduktion

Auswirkungen auf die Sexualität

Die Mehrheit der Patienten verliert nach der radikalen Prostatektomie die Fähigkeit zur Erektion und zum Orgasmus. Bei einem Teil der Patienten (10–15 %)
kehrt die Erektionsfähigkeit durch die Regeneration von Nervenfasern des N.
cavernosus in einem Zeitraum zwischen 6 und 18 Monaten zurück. Um diese
spontane Regeneration zu unterstützen, scheint eine frühe Behandlung mit der
Schwellkörper-Autoinjektionstherapie (SKAT) (s. S. 135 ff) sinnvoll. Das nerven-
schonende Operationsverfahren nach Walsh vermindert das Risiko einer postoperativ auftretenden Erektionsstörung, trotzdem bleibt ein im Einzelfall nur schwer
abschätzbares Risiko bestehen. Bisher dazu veröffentlichte Untersuchungen
geben unterschiedliche Wahrscheinlichkeiten zwischen 28 % und 89 % an.

Ein Teil der Patienten ist jedoch dazu in der Lage, bei entsprechender Stimula-
tion trotz der radikalen Entfernung aller akzessorischen Geschlechtsdrüsen
Orgasmen ohne Ejakulationen zu erleben (Bergmann et al. 1979; Money 1961).
Auch wenn kein Eindringen in die Vagina mehr möglich sein sollte, kann also z.
B. durch Streicheln des Gliedes ein Orgasmus herbeigeführt werden.

Viele Patienten äußern eine starke Unzufriedenheit mit der postoperativen
Sexualität. Braslis et al. (1995) untersuchten insgesamt 79 Patienten: 51 von ihnen
wurden 12 Monate oder länger nach einer radikalen Prostatektomie über ihre

Lebensqualität befragt, eine 2. Gruppe von 28 Patienten wartete auf eine radikale Prostatektomie. Die Ergebnisse belegen, daß die Patienten der 1. Gruppe gegenüber der Kontrollgruppe eine deutliche Verschlechterung sowohl ihrer sexuellen Funktionen als auch der Kontinenz und des Allgemeinbefindens aufwiesen. In einer Fragebogenuntersuchung von Biermann et al. (1997) zur Lebensqualität nach radikaler Prostatektomie berichten 58 % der Patienten über eine Einschränkung ihrer Sexualität mit konsekutiven Problemen in der Partnerschaft. Das Ergebnis deckt sich mit den Befunden der Studie von Murphy et al. (1994) an insgesamt 1 266 Patienten, bei der bei 56,6 % der radikal prostatektomierten Patienten ein vollständiger Erektionsverlust beobachtet wurde; 29 % berichteten über einen teilweisen Erektionsverlust, 14,4 % waren sexuell nicht beeinträchtigt.

Bei der *Kombination von operativem und strahlentherapeutischem Vorgehen* muß ebenso mit einem Verlust der Erektionsfähigkeit bei ca. 40 % der Patienten gerechnet werden. Minimal invasive Therapieverfahren wie die Kryochirurgie oder die interstitielle Bestrahlung werden derzeit erprobt. Die damit verbundenen Hoffnungen auf geringere negative Auswirkungen auf die Sexualität haben sich nur bedingt erfüllt. Hilaris (1991) berichtet zwar über einen Erhalt der Erektionsfähigkeit bei 90 % der Patienten nach interstitieller Bestrahlung. Chaikin et al. (1996) dokumentieren dagegen bei 45 % der von ihnen befragten Patienten Erektionsstörungen, aber auch bei allen anderen Patienten habe sich die Qualität der Erektion nach der Bestrahlung verringert.

Wird beim fortgeschrittenen Prostatakarzinom eine systemische Therapie erforderlich, ist mit einem weitgehenden Verlust der sexuellen Appetenz zu rechnen. In einer Vergleichsuntersuchung von Lopau u. Verres (1995) zu den unterschiedlichen Wirkungen der subkapsulären Orchiektomie vs. LHRH-Agonisten-Depot-Implantat geben alle Patienten in beiden Gruppen nach einem Zeitraum von 6 Monaten ihre sexuellen Beziehungen vollkommen auf. Während vor Behandlungsbeginn die Hälfte der 60 Befragten angab, hin und wieder den Wunsch nach geschlechtlichem Kontakt zu haben, äußerten 6 Monate nach Therapiebeginn 3 Viertel aller Patienten diesen Wunsch nicht mehr. Die möglichen Behandlungsalternativen sollten mit dem Patienten unter Nennung aller Vor- und Nachteile ausführlich besprochen werden, um ihm eine eigene Entscheidung zu ermöglichen.

Im Zusammenhang mit der radikalen Prostatektomie muß auch die Möglichkeit einer Inkontinenz berücksichtigt werden. In einer Studie der American College of Surgeons Commission on Cancer an insgesamt 2 122 Patienten ergab sich eine Quote von 3,6 %, die als Folge des Eingriffs inkontinent wurden (Murphy et al. 1994). Eine deutlich höhere Rate von 16 % schwerwiegender Kontinenzprobleme nach radikaler Prostatektomie geben dagegen Fossa et al. (1997) an. In den bisherigen Studien zur Lebensqualität wurden meist die Auswirkungen des therapeutischen Vorgehens auf die Potenz und Kontinenz getrennt erfragt. Dabei ergab sich bei einigen Studien ein größeres Maß der subjektiven Beeinträchtigung durch eine bestehende Inkontinenz – speziell in den Fällen, in denen die Patienten auf das Tragen einer Vorlage angewiesen waren – als durch die sexuelle Störung (z. B. Fowler et al. 1995). Beides steht jedoch in einem unmittelbaren Zusammenhang: Es löst intensive Scham aus, „wie ein Kind Windeln tragen zu müssen". Die Patienten fühlen sich deshalb häufig sexuell wenig begehrenswert und meiden schon aus diesem Grund jeglichen intimen Kontakt mit dem Partner. Häufig ist die Inkontinenz wesentlich ausgeprägter, als es sich die Patienten nach dem präoperativen Aufklärungsgespräch vorgestellt hatten. Trotzdem äußern sich viele positiv über die Auswirkungen der Operation und würden die chirurgische Behandlung erneut durchführen lassen. Biermann et al. (1997, S. 13) bewerten die vorliegenden Studienergebnisse wie folgt:

> *Die Resultate zeigen die Fähigkeit vieler Patienten, sich an negative Auswirkungen wie Verluste der sexuellen Funktion und Inkontinenz anzupassen. Darüber hinaus veranschaulichen sie die Vielfältigkeit der individuellen Antworten der Patienten hinsichtlich der Auswirkungen des chirurgischen Eingriffs und unterstreichen die Wichtigkeit einer persönlichen Entscheidungsfindung der Patienten für oder gegen eine Operation bei Prostatakarzinom.*

Tumoren der Samenblasendrüsen

Allgemeine Übersicht

Tumoren der Glandulae vesiculares sind sehr selten und verlaufen oft lange Zeit symptomlos. Die Therapie besteht in einer *radikalen Prostatovesikulektomie.*

Auswirkungen auf die Sexualität

Die Auswirkungen der Prostatovesikuloektomie auf die Sexualität werden im Kapitel über das Prostatakarzinom (S. 58 ff) erörtert. Wegen der Seltenheit dieser Tumoren der Samenblasendrüsen wurden unseres Wissens bisher keine gezielten Untersuchungen zu dieser Patientengruppe veröffentlicht.

Blasenkarzinom

Allgemeine Übersicht

Harnblasenkarzinome sind die zweithäufigsten urologischen Tumoren mit einer Inzidenz von 25/100 000. Der Altersgipfel liegt im 7. Lebensjahrzehnt, nur 5 %

betreffen Patienten unter 45 Jahren. Das Verhältnis Männer : Frauen beträgt etwa 3 : 1.

Die Therapie wird vom Tumorstadium und vom Grading bestimmt und reicht von der *transurethralen Resektion* bis zur *radikalen Zystoprostatovesikulektomie* mit pelviner Lymphadenektomie. In dazu geeigneten Fällen wird ergänzend eine intravesikale bzw. systemische *Chemotherapie* oder *Strahlentherapie* durchgeführt. Nach einer Zystektomie erfolgt die Ableitung des Urins je nach Indikationsstellung in kontinenter oder inkontinenter Form (s. Übersicht S. 50). Die inkontinente Harnableitung über ein Dünndarmsegment wurde 1950 von Bricker eingeführt und ist die zur Zeit weithin bekannteste Form; das Kolonconduit hat sich dagegen nicht allgemein durchgesetzt. Der Wunsch nach Harnkontinenz führte zur Entwicklung der kontinenten Formen, von denen der orthotope Blasenersatz mit Miktion durch die Harnröhre die Ableitungsmethode der Wahl ist (4th International Consensus Conference on Bladder Cancer, Antwerpen 1993).

Auswirkungen auf die Sexualität

Bei den möglichen Auswirkungen eines Blasenkarzinoms auf die Sexualität muß zwischen den unmittelbaren Folgen durch die Zystektomie und den Folgen durch die notwendig werdende Harnableitung unterschieden werden.

Im Vordergrund steht für die Patienten mit radikal-chirurgischen Eingriffen in der Regel zunächst die Auseinandersetzung mit der neuen Harnableitung. Dabei ist eine Akzeptanz um so schwerer zu erreichen, je massiver der Eingriff in das Körperbild ist, je stärker er als Entstellung empfunden wird und je einschneidender die Folgen der Operation sind (Jones et al. 1980; Miller 1977; Mount 1980; Aaronson et al. 1986). Bei 83 % der Patienten ist die Akzeptanz der äußerlich sichtbaren Körperveränderungen v. a. beim Urostoma beeinträchtigt (Fossa et al. 1987). Nach Zystektomie sind je nach Indikationsstellung verschiedene Formen der Harnableitung möglich (s. Übersicht S. 50).

Die größte Veränderung bringt äußerlich das Ileumconduit mit sich. Die sichtbare, dunkelrote Darmschleimhaut und das Versorgungssystem rufen häufig zunächst heftige Vermeidungsreaktionen hervor, die auch die Sexualität vollkommen blockieren. Ängste, der Beutel könne sich beim Verkehr spontan lösen, schränken die Spontaneität zusätzlich ein.

Bei einem Vergleich zwischen nasser und kontinenter Harnableitung von Bjerre et al. (1995) wurden auch die Auswirkungen auf die Sexualität verglichen. Die Autoren geben eine Abnahme der sexuellen Kontakte bzw. Körperkontakte bei Ileumconduit-Patienten von 58 % an, bei Kock-Pouch-Patienten von 32 %. Bei Boyd et al. (1987) waren mehr als 80 % der Männer präoperativ sexuell aktiv, postoperativ sind es nur noch 22 % der Patienten mit Ileumconduit und 48 % von denen mit einem Kock-Pouch. Die Anlage eines Kock-Pouch ist daher aus sexualmedizinischer Perspektive zu bevorzugen.

Bei unverändertem Wunsch nach Sexualität bleiben 50 % der Männer postoperativ sexuell aktiv gegenüber 80 % präoperativ sexuell aktiver Patienten. 53 % berichten über ein vermindertes orgastisches Erleben nach Zystektomie (Schover et al. 1986). Dabei sind 48 % der befragten Patienten nach Zystektomie mit ihren sexuellen Möglichkeiten zufrieden (Nordström u. Nyman 1992). Die radikale Zystoprostatovesikulektomie bedingt in 80–100 % der Fälle eine Erektionsstörung (Nordström u. Nyman 1992), die als besonders belastend erlebt wird.

> *„Was die Sprache ausdrückt, spiegelt sich im Selbstgefühl: der Mann hat keine Erektionsstörung, er ist impotent (Langer u. Hartmann 1992, S. 7).*

Durch veränderte Operationstechniken mit Schonung der Nn. erigentes läßt sich im Einzelfall eine wesentliche Beeinträchtigung der Lebensqualität vermeiden (Walsh u. Mostwin 1984; Walsh 1988).

Die Strahlentherapie führt häufig zu einem Anstieg des Serum-FSH-Spiegels, der als Indikator für eine Störung der Spermatogenese und damit verbundener Fertilitätsprobleme angesehen werden kann (Aaronson et al. 1986).

Anlage eines Stomas

Ileo- und Kolostoma

Die Anlage von intestinalen Stomata gehört vermutlich zu den ältesten chirurgischen Verfahren am Darmtrakt und geht bis in die Antike zurück. Während das operative Vorgehen bei der Anlage eines Ileo- oder Kolostomas für viele Chirurgen zum alltäglichen Handwerk zählt, bedeutet dies für die Betroffenen einen tiefgreifenden Einschnitt in ihr bisher geführtes Leben. Gerade in unserer westlichen Kultur hat die Reinlichkeitserziehung einen hohen Stellenwert; der Verlust der Sphinkterkontrolle ist daher für viele Menschen mit Schamgefühlen, Schmutz- und Geruchsängsten sowie der Furcht vor sozialer Ausgrenzung verbunden. Viele fühlen sich nicht mehr „salonfähig" und ziehen sich sozial zurück.

Eine Befragung von Köhler et al. (1989) ergibt folgende Befunde: Von den 128 Kolostomaträgern (54 % weiblich, 46 % männlich, durchschnittlicher Zeitraum nach der Operation ca. 7 Jahre) ist für 31 % ihr Selbstbild durch den Darmausgang gestört, für 27 % stellt das Stoma einen Makel dar, 8 % ekeln sich vor ihrem Stoma. Aufgrund des Stomas sind 48 % traurig oder verzweifelt. Fast ein Viertel der Stomaträger gibt an, daß die Partnerschaft durch das Stoma negativ beeinflußt sei. Mehr als die Hälfte der Stomaträger ist sexuell nicht mehr aktiv, wobei als Ursache in 38 % der Fälle ein fehlender Partner, in 3 % das Alter, in 40 % eine postoperativ aufgetretene Erektionsstörung und in 19 % das Stoma angegeben werden. Das Sexualleben wird nach eigenen Angaben durch das Stoma bei 55 % der Betroffenen negativ beeinflußt. In einer Untersuchung von Künsebeck (1990) zur Lebensqualität von Kolostoma-, Urostoma- und Ileostomaträgern berichteten 62 % von 213 befragten Männer sowie 28,9 % von 208 Stomaträgerinnen über einen Verlust ihrer Sexualfunktionen. Das Sexualleben wurde im Vergleich zum präoperativen Erleben in 69,5 % als unzufriedenstellend empfunden.

Eine optimale Anleitung, Versorgung und Betreuung durch einen Stomathera-peuten und/oder den Besuchsdienst der ILCO erleichtert es, sich mit der neuen Lebenssituation auseinanderzusetzen. Die sorgfältige Anleitung zur Selbstversor-gung ermöglicht ein schrittweises Sich-Herantasten an den durch die Operation veränderten Körper und seine Ausscheidungsfunktionen. Leider verfügen auch heute noch zu wenige Akut- und Nachsorgekliniken über qualifiziert ausgebilde-te Stomatherapeuten, so daß teilweise immer noch Patienten nach „erfolgreicher" Stomaanlage unzureichend vorbereitet nach Hause entlassen und damit ihrem Schicksal überlassen werden.

Ist bei einem geplanten operativen Eingriff absehbar, daß ein Stoma angelegt wird, ist der Partner von Anfang an in die Beratung und Aufklärung miteinzube-ziehen. Dadurch erhält er die Möglichkeit, sich mit der auf den Stomapatienten zukommenden Situation vertraut zu machen. Gleichzeitig wird so einer Sprach-losigkeit zwischen beiden Partnern vorgebeugt, wie sie bei vielen Paaren nach dem Eingriff zu beobachten ist. Eine Ehefrau dazu: „Ich habe Angst davor, mei-nen Mann anzusprechen, weil es ihm bestimmt peinlich ist".

Nach radikaler Rektumamputation mit Entfernung des umliegenden lympha-tischen Gewebes und Kolostomaanlage kommt es zu besonderen Problemen, die unter dem Sammelbegriff *Postproktektomiesyndrom* zusammengefaßt werden (Delbrück 1996). Der operativ entstandene Hohlraum wird mit der Zeit durch die Verlagerung anderer Organe, besonders des Dünndarms, der Blase sowie durch Bindegewebe ausgefüllt.

Bei *Frauen* kann es postoperativ zu einer Verlagerung der inneren Genitalor-gane in diese Wundhöhle kommen, die langandauernde Beschwerden auslöst. Der Koitus wird dann wegen der fehlenden „Kissenfunktion" des Rektums als unangenehm schmerzhaft erlebt. Ein Stellungswechsel, bei dem die Frau während des Verkehrs auf ihrem Partner sitzt, kann diese Beschwerden vermindern, da sie dadurch den Winkel, die Eindringtiefe und die Heftigkeit der Bewegungen besser kontrollieren kann. Einige Frauen berichten über Orgasmusstörungen nach dem Eingriff. Vaginalfisteln und -hernien können die Situation weiter erschweren.

Bei *Männern* sind Erektions- und Ejakulationsstörungen bis zu einem gewis-sen Grad unvermeidlich, ebenso Läsionen von Samenleitern und -blasen. Für die Rektumexstirpation wird die Häufigkeit operationsbedingter sexueller Dysfunk-tionen mit etwa 40 % angegeben (Devlin et al. 1971; Williams u. Johnston 1983).

Die Appetenz wird durch das operative Vorgehen nicht direkt beeinflußt, Appetenzstörungen sind daher meist psychogen verursacht.

Bei *Männern und Frauen* können zusätzlich Schmerzen durch die Durchtrennung der Nervenbahnen ausgelöst werden, die den Mastdarm und die Analregion versorgen. Einige Patienten berichten über das irritierende Gefühl, der natürliche Darmausgang sei noch vorhanden, andere leiden unter Schmerzen wie bei einem Schließmuskelkrampf, krampfartigem Stuhldrang sowie Parästhesien oder neuralgiformen Schmerzempfindungen, die u. a. durch sexuelle Handlungen ausgelöst oder intensiviert werden können.

In dazu geeigneten Fällen (s. Delbrück 1997) sollten Patienten mit einem Deszendostoma auf die Möglichkeit der *Irrigation* hingewiesen werden. Durch eine regelmäßige Darmspülung mit Wasser bleibt der Stomaträger 24–48 Stunden lang ausscheidungsfrei und benötigt keine Beutelversorgung. Das Erlernen dieser Technik sollte unter Anleitung eines erfahrenen Arztes, einer Krankenpflegekraft oder eines Stomatherapeuten erfolgen.

Das Einfüllen des Wassers in den Darm erfolgt über handelsübliche Irrigationssets, die aus einem Wasserreservoir-Beutel, einer Zuleitung mit einem Drosselmechanismus zur Regulierung des Spüldrucks, dem Irrigationskonus sowie einem Klebebeutel zur Ableitung des Darminhalts bestehen (Abb. 2). Gespült wird in der Regel mit 1–1,5 l körperwarmer Flüssigkeit (Regel: 15 ml Wasser mal kg Körpergewicht = erforderliche Flüssigkeitsmenge; maximal jedoch 1 500 ml).

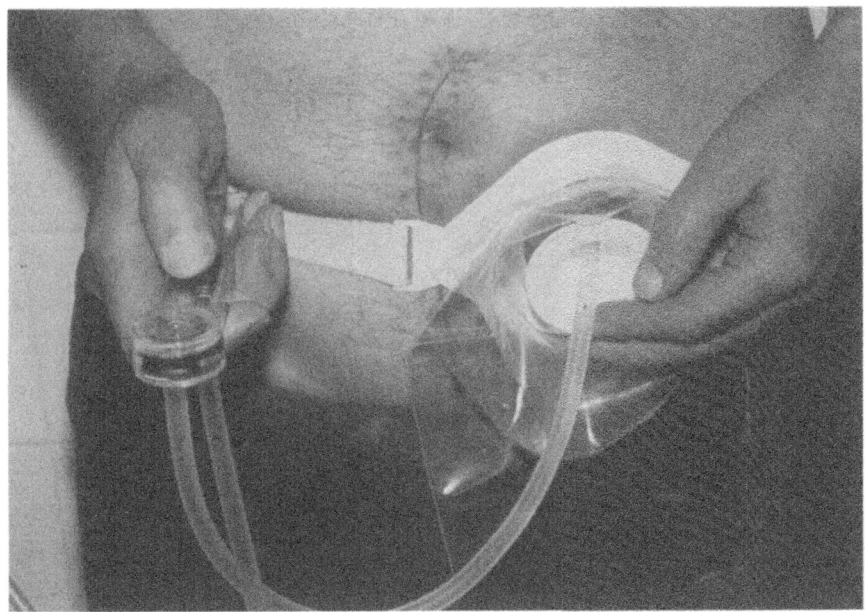

Abb. 2. Irrigation

Das Wasser aktiviert die Dehnungsrezeptoren im Dickdarm und bewirkt dadurch eine Massenperistaltik mit einer kompletten Entleerung des Dickdarminhalts. Die Wassereinspülung erleichtert zusätzlich über eine gewisse Verflüssigung des Kots die Stuhlabsonderung. Am besten wird die Irrigation regelmäßig vormittags vorgenommen, wenn sich der Darm natürlicherweise in einer verstärkten Entleerungsbereitschaft befindet. Nach einer erfolgreichen Irrigation ist in der Regel mit weiteren Darmentleerungen in den nächsten 24–48 Stunden nicht zu rechnen. Das Verfahren führt auch zu einer deutlichen Reduktion der von vielen Stomapatienten als peinlich empfundenen unkontrollierten Entleerung von Darmgasen: Der Patient kann die Stomaöffnung mit einer kleinen und unauffälligen Stomakappe verschließen, die in unterschiedlicher Form und Funktionsweise im Sanitätsfachhandel erhältlich ist (Abb. 3 a, b).

Dieses Verfahren bedeutet gerade auch für den Bereich der Intimität und Sexualität eine erhebliche Verbesserung der Lebensqualität. Bei anderen Lokalisationen des Stomas (Ileostomie bzw. Transversostomie) ist die Irrigationstechnik nicht indiziert, da hier mit häufigeren, unregelmäßigen und flüssigen bis breiigen Stuhlentleerungen gerechnet werden muß. Ebenso sind folgende Faktoren als Kontraindikationen für eine Irrigation anzusehen:

- parastomale Hernie,
- Prolaps des Stomas,
- Stenose des Stomas,
- Retraktion mit Stenose des Stomas,
- Siphonbildung (Schleifenbildung des Dickdarms vor der Ausleitung),

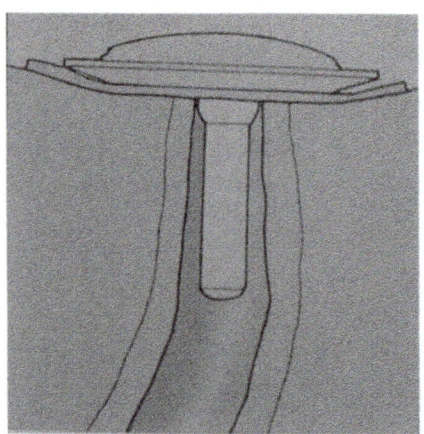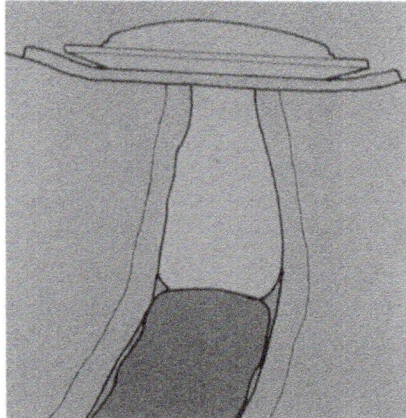

a   b

Abb. 3 a,b. Selbstabdichtende Stomakappe (Fa. Coloplast)

- Z. n. Radiatio des Bauchraums von mehr als 2 000 rad,
- ausgeprägte Hypotonie,
- Colon irritabile,
- Morbus Crohn,
- Colitis ulcerosa,
- familiäre Polyposis (FAP),
- Divertikulose/Divertikulitis.

Urostoma

Für die Patienten mit einer Urostomie nach radikal-chirurgischen Eingriffen steht in der Regel die Auseinandersetzung mit der neuen Harnableitung im Vordergrund. Die Akzeptanz fällt um so schwerer, je massiver der Eingriff in das Körperbild ist, je stärker er als Entstellung empfunden wird und je einschneidender die Folgen der Operation sind (Jones et al. 1980; Miller 1977; Mount 1980; Aaronson et al. 1986). Bei 83 % der Patienten ist die Akzeptanz der äußerlich sichtbaren Körperveränderungen v. a. beim Urostoma beeinträchtigt (Fossa et al. 1987).

Nach Anlage eines Urostomas berichten 63 % der Betroffenen über Veränderungen ihres Sexuallebens. Tiefenpsychologische Interviews geben Hinweise darauf, daß Frauen unter ihrem Urostoma stärker leiden als Männer. Patienten mit bereits vor der Stomaanlage bestehenden psychischen oder psychosomatischen Störungen haben dazu häufiger Anpassungsprobleme als andere ohne entsprechende Vorbelastungen (Klußmann et al. 1989).

Die größte Veränderung bringt äußerlich das Ileumconduit mit sich. Die sichtbare, dunkelrote Darmschleimhaut und das Versorgungssystem rufen häufig zunächst heftige Vermeidungsreaktionen hervor, die auch die Sexualität vollkommen blockieren. Ängste, der Beutel könne sich beim Verkehr spontan lösen, schränken die Spontaneität zusätzlich ein. Bei einem Vergleich zwischen nasser und kontinenter Harnableitung von Bjerre et al. (1995) wurden auch die Auswirkungen auf die Sexualität verglichen. Die Autoren geben bei Ileumconduit-Patienten eine Abnahme der sexuellen Kontakte bzw. Körperkontakte von 58 % an, bei Kock-Pouch-Patienten von 32 %. Bei Boyd et al. (1987) waren mehr als 80 % der Männer präoperativ sexuell aktiv, postoperativ nur noch 22 % der Patienten mit Ileumconduit, 48 % mit einem Kock-Pouch. Die Anlage eines Kock-Pouch ist daher aus sexualmedizinischer Perspektive zu bevorzugen.

67

Bösartige Neubildungen des lymphatischen, blutbildenden und verwandten Gewebes

Akute lymphatische Leukämien (ALL)

Kreuser et al. (1988) beschreiben folgende Nebenwirkungen der *Chemotherapie:*

● Bei Männern tritt nach der Induktionschemotherapie eine Germinalzellaplasie mit Azoospermie und pathologisch erhöhten FSH-Werten auf, die sich jedoch bei allen Patienten im 2. Jahr der Erhaltungstherapie zurückbildet.

● Bei Frauen sind bleibende ovarielle Funktionsstörungen nach der Induktions- und Erhaltungstherapie bisher nicht nachgewiesen. In der Literatur werden mehrere Fälle von komplikationslos verlaufenden Schwangerschaften und Geburten gesunder Kinder nach Chemotherapie beschrieben; dies unterstreicht die günstige Prognose der gonadalen Toxizität für die betroffenen Patientinnen.

Hochdosischemotherapie und Stammzelltransplantation

Die in den letzten Jahren zunehmend häufiger angewandte Hochdosischemotherapie in Kombination mit einer Ganzkörperbestrahlung hat meist irreversible Folgen für die Fertilität:

● Bei *Männern* kommt es zu einer irreversiblen Germinalzellaplasie. Die Testosteronproduktion wird dagegen in der Regel nicht beeinträchtigt, so daß auf eine Hormonsubstitution verzichtet werden kann. Eine Hochdosischemotherapie ohne Ganzkörperbestrahlung bedingt dagegen eine günstigere Prognose: bei 67 % der Betroffenen bleibt die Gonadenfunktion erhalten (Sanders et al. 1983).

● Bei *Frauen* tritt in 92–100 % der Fälle nach Hochdosischemotherapie und Ganzkörperbestrahlung eine Ovarialinsuffizienz auf. Nur in wenigen Fällen und bei einem Alter unter 30 Jahren scheint dieser Effekt reversibel zu sein. Eine Hochdosischemotherapie ohne Ganzkörperbestrahlung läßt dagegen bei etwa einem Drittel der Betroffenen eine Normalisierung der Ovarialfunktionen erwarten (Sanders et al. 1988).

Morbus Hodgkin

Kreuser et al. (1996) fassen in einer Übersichtsarbeit folgende Beobachtungen zusammen:

Bei *Männern* (s. Tabelle 5) tritt nach mehr als 3 Zyklen mit dem MOPP-Schema (Mechlorethamin, Vincristin, Procarbazin, Prednison) in 77–100 % der Fälle eine meist irreversible Germinalzellaplasie mit Azoospermie und pathologisch erhöhten FSH-Werten auf. Wegen der ausgeprägten Stammzellschädigung der Spermatogenese ist nur bei etwa 10 % der Betroffenen mit einer Normalisierung der Gonadenfunktionen zu rechnen. Bei nur 1–3 Zyklen ist diese Normalisierung der Spermatogenese häufiger zu erwarten (DaCunha 1984). Eine Kombinations-Chemotherapie mit COPP (Cyclophosphamid, Vincristin, Procarbazin, Prednison) und ABVD (Adriamycin, Bleomycin, Vinblastin, Dacarbazin) hat ebenfalls in 87 % der Fälle irreversible Folgen für die Fertilität. Bei alleiniger Behandlung mit dem ABVD-Schema tritt die Germinalzellaplasie dagegen nur in 33 % der Fälle auf; außerdem ist mit einer sehr hohen Regenerationsrate zu rechnen. Störende

Tabelle 5. Reproduktive Störungen bei Patienten mit Morbus Hodgkin nach Chemotherapie. (Mod. nach Kreuser et al. 1996)

Literatur	Therapieschema	Patienten [n]	Oligozoospermie [%]	Azoospermie [%]	Regenerationsrate [%]
Chapman et al. (1981)	MOPP	64	23	77	--
Waxman et al. (1983)	MOPP	46	0	88	2--10
Bonadonna et al. (1984)	MOPP	27	0	96	3
Bonadonna et al. (1984)	ABVD	18	17	33	100
Da Cunha et al. 1984)	MOPP(1-3 Zyklen)	14	22	35	64
Da Cunha et al. (1984)	MOPP(6 Zyklen)	11	9	91	9
Kreuser et al. (1987)	COPP	19	0	100	0
Kreuser et al. (1992)	COPP/ABVD	15	13	87	0

MOPP: Mechlorethamin, Vincristin, Procarbazin, Prednison; ABVD: Adriamycin (Doxorubicin), Bleomycin, Vinblastin, Dacarbazin; COPP: Cyclophosphamid, Vincristin, Procarbazin, Prednison.

Tabelle 6. Ovarialinsuffizienz bei Patientinnen mit Morbus Hodgkin nach Chemotherapie. (Mod. nach Kreuser et al. 1996)

Literatur	Therapie-schema	Patienten [n]	Amenorrhö [%]	Oligo-menorrhö [%]	Regeneration der Ovarial-funktion [%]
Chapman et al. (1979)	MVPP	36	49	34	0
Chapman et al. (1979)	TNI	19	6	47	–
Horning et al. (1981)	MOPP	34	15	29	–
Horning et al. (1981)	MOPP+TNI	50	52	28	–
Waxman et al. (1983)	MOPP	28	39	0	0
Whitehead et al. (1983)	MOPP	44	39	23	0
Bonadonna et al. (1984)	MOPP	36	17	0	3
Bonadonna et al. (1984)	ABVD	24	0	0	–
Kreuser et al. (1987)	COPP	14	57	15	0
Kreuser et al. (1992)	COPP/ABVD	22	77	0	0

MOPP: Mechlorethamin, Vincristin, Procarbazin, Prednison; MVPP: Mechlorethamin, Vinblastin, Procarbazin, Prednison; TNI: total nodale Bestrahlung; ABVD: Adriamycin (Doxorubicin), Bleomycin, Vinblastin, Dacarbazin; COPP: Cyclophosphamid, Vincristin, Procarbazin, Predni-

Auswirkungen auf das endokrine System sind selten, erniedrigte Testosteronspiegel in der Regel nicht zu erwarten (Myers u. Schilsky 1992).

Bei der Aufklärung und Therapieplanung muß berücksichtigt werden, daß bei 28 % der Betroffenen bereits vor Beginn der Chemotherapie eine Gonadenfunktionsstörung unbekannter Ursache vorliegt (Redmann et al. 1987). Dies vermindert die Chancen einer Fertilitätserhaltung durch eine Kryokonservierung des Spermas.

Bei Frauen (s. Tabelle 6) tritt bei Anwendung des MOPP-, COPP- (Cyclophosphamid, Vincristin, Procarbazin, Prednison) oder COPP/ABVD-Schemas in 39–83 % der Fälle eine Ovarialinsuffizienz mit pathologisch erhöhten FSH- und LH-Werten, Infertilität und Östrogenmangel auf. Eine Regeneration der Ovarialfunktion ist selten und nur bei sehr jungen Patientinnen unter 30 Jahren zu beobachten. Eine zusätzliche infradiaphragmale Bestrahlung erhöht das Risiko einer dauerhaften gonadalen Schädigung: Trotz Bleischutz und Verlagerung der Ovarien kommt es bei mindestens 30 % der Patientinnen zu ovariellen Dysfunktionen.

Im Gegensatz zu den Männern ist eine vorbestehende gonadale Dysfunktion bei Patientinnen mit Morbus Hodgkin selten; die Ursachen für diesen Unterschied sind noch nicht ausreichend geklärt.

Sexuelle Störungen als Nebenwirkungen therapeutischer Maßnahmen

Medikamentös bedingte Störungen

Eine Vielzahl von in der Medizin gebräuchlichen Substanzen kann sich in direkter oder indirekter Weise auf den sexuellen Reaktionsablauf auswirken. Wegen der Vielzahl möglicher Einflußfaktoren (z. B. Resorption, Metabolisierung, pharmakodynamische Wechselwirkungen usw.) ist im Einzelfall nicht sicher vorherzusagen, ob eine bestimmte Nebenwirkung eintreten wird oder nicht. In Tabelle 7 werden daher lediglich bisher beobachtete Nebenwirkungen ohne die Angabe von Häufigkeiten genannt.

Alle zentralnervös wirkenden Psychopharmaka können über die Beeinflussung des Antriebs oder der Stimmungslage auch die Sexualität indirekt in negativer Weise beeinflussen. Einige Antidepressiva werden aber auch zum Teil erfolgreich zur Behandlung von sexuellen Funktionsstörungen eingesetzt: Bei der retrograden Ejakulation wird die Anwendung von Imipramin (Kelley u. Needle 1979) und Clomipramin (Eppel u. Berzin 1984) empfohlen. Bei Erektionsstörungen werden Erfolge unter Trazodon beschrieben (Bödeker 1997).

Umgekehrt begünstigen einige Medikamente wie Antihypertensiva oder steroidale Anabolika auch eine depressive oder gereizte Stimmungslage und tragen damit zusätzlich zur Entwicklung einer sexuellen Funktionsstörung bei. Nähere Hinweise sind der Roten Liste (Bundesverband der Pharmazeutischen Industrie 1996) oder den wissenschaftlichen Begleitinformationen der jeweiligen Präparate zu entnehmen.

Obwohl es eigentlich selbstverständlich sein sollte, werden viele Patienten über medikamentenbedingte Nebenwirkungen nicht ausreichend aufgeklärt. In einer Langzeitstudie von Oksaar (1995) berichten über 60 % der befragten Patienten, daß ihr Arzt Medikamente verschreibt, ihre Wirkung aber nicht erklärt, die eventuellen Kontraindikationen nicht berücksichtigt und auf Nebenwirkungen gar nicht eingeht. Zu einer adäquaten Aufklärung gehört *auch* der Hinweis auf mögliche Nebenwirkungen hinsichtlich sexueller Funktionen.

Bei Verdacht auf medikamentös induzierte sexuelle Störungen ist ein Absetzen des Präparats zu erwägen, soweit dadurch keine vitale Gefährdung entsteht. Unter Umständen sind die Nebenwirkungen auch durch eine Dosisreduzierung oder einen Wechsel des Präparats zu beherrschen.

Tabelle 7. Häufig eingesetzte Medikamente mit möglicher Beeinflussung des sexuellen Reaktionsablaufs

Wirksubstanz	Mögliche Nebenwirkung
Acebutolol	Erektionsstörung
Acetazolamid	Verminderte Appetenz Erektionsstörung
Alacepril	Erektionsstörung
Alpha-1-Rezeptorenblocker	Erektionsstörung Priapismus
Alprazolam	Verminderte Appetenz Ejakulationsstörung Orgasmusstörung
Amilorid	Verminderte Appetenz Erektionsstörung
Aminocapronsäure	Ejakulationsstörung
Amitryptilin	Verminderte Appetenz Erektionsstörung Ejakulationsstörung
Amoxapin	Verminderte Appetenz Erektionsstörung Schmerzhafte Ejakulation Retrograde Ejakulation
Amphetamin	Verminderte Appetenz Erektionsstörung Bei chronischem Mißbrauch: Ejakulationsstörung, Orgasmusstörung (bei weiblichen Patienten)
Amsacrin	Abnahme der Konzentration und Beweglichkeit der Spermien
Anabolika	Virilisierung bei weiblichen Patienten Spermatogenesehemmung
Anastrozol	Verminderte Lubrikation
Androgene	Virilisierung bei weiblichen Patienten Spermatogenesehemmung
Angiotensin-Converting-Enzym-Hemmer	Erektionsstörung
Apraclonidin	Verminderte Appetenz
Atenolol	Erektionsstörung
Baclofen	Erektionsstörung Ejakulationsstörung
Barbiturate	Verminderte Appetenz Erektionsstörung
Benazepril	Erektionsstörung
Benzodiazepine	Verminderte Appetenz Menstruationsstörungen

Tabelle 7. Fortsetzung

Wirksubstanz	Mögliche Nebenwirkung
Bepridil	Verminderte Appetenz Erektionsstörung
Betarezeptorenblocker	Erektionsstörung
Betanidin	Erektionsstörung Retrograde Ejakulation
Bezafibrat	Verminderte Appetenz
Bicalutamid	Verminderte Appetenz Erektionsstörung
Bisoprololfumarat	Verminderte Apptenz Erektionsstörung
Bromocriptin	Erektionsstörung Schmerzhafte klitorale Tumeszenz
Bumetanid	Erektionsstörung Vorzeitige Ejakulation
Buserelin	Verminderte Appetenz Erektionsstörung
Buspiron	Priapismus
Busulfan	Amenorrhö Männliche Sterilität
Butyrophenon	Erektionsstörung
Cabergolin	Schmerzen in den Brüsten
Captopril	Erektionsstörung
Carbamazepin	Erektionsstörung
Chlomipramin	Verminderte Appetenz Erektionsstörung Ejakulationsstörung Schmerzhafte Ejakulation Orgasmusstörung
Chlorambucil	Amenorrhö Männliche Sterilität
Chlordiazepoxid	Ejakulationsstörung
Chlorpromazin	Verminderte Appetenz Erektionsstörung Ejakulationsstörung Priapismus
Chlorprothixen	Ejakulationsstörung
Chlortalidon	Verminderte Appetenz Erektionsstörung
Cilazapril	Erektionsstörung
Cimetidin	Verminderte Appetenz Erektionsstörung

Tabelle 7. Fortsetzung

Wirksubstanz	Mögliche Nebenwirkung
Citalopram	Verminderte Appetenz Erektionsstörung Ejakulationsstörung Schmerzhafte Regelblutung Orgasmusstörung (bei der Frau)
Clofibrinsäure, -derivate und Strukturanaloge	Verminderte Appetenz Erektionsstörung
Clonidin	Verminderte Appetenz Erektionsstörung Verzögerte oder retrograde Ejakulation
Clozapin	Verminderte Appetenz Erektionsstörung Priapismus
Cyclophosphamid	Amenorrhö Männliche Sterilität
Danazol	Verminderte Appetenz oder Appetenzsteigerung
Desipramin	Verminderte Appetenz Erektionsstörung Schmerzhafter Orgasmus
Diazepam	Verminderte Appetenz Erektionsstörung Ejakulationsstörung Verzögerter oder ausbleibender Orgasmus (bei weiblichen Patienten)
Diazoxid	Verminderte Appetenz
Diethylpropion	Verminderte Appetenz Erektionsstörung Gynäkomastie
Digitalispräparate	Verminderte Appetenz Erektionsstörung
Dihydralazin	Erektionsstörung
Disopyramid	Erektionsstörung
Disulfiram	Erektionsstörung
Doxepin	Verminderte Appetenz Ejakulationsstörung
Enalapril	Erektionsstörung
Estradiol	Appetenzveränderungen Erektionsstörung Gynäkomastie Spannungsgefühle in der Brust Empfindlichkeit der Brustwarzen

Tabelle 7. Fortsetzung

Wirksubstanz	Mögliche Nebenwirkung
Ethosuximid	Appetenzsteigerung
Famotidin	Erektionsstörung
Fenfluramin	Verminderte Appetenz oder Appetenzsteigerung
	Erektionsstörung
Fluoxetin	Verminderte Appetenz
	Ejakulationsstörung
	Orgasmusstörung
	Spontane Orgasmen
	Penile Anästhesie
Fluphenazin	Verminderte Appetenz
	Erektionsstörung
	Ejakulationsstörung
	Schmerzhafter Orgasmus
	Priapismus
Flutamid	Verminderte Appetenz
	Einschränkung der Spermatogenese
in Kombination mit LH-RH-Analoga	Verminderte Appetenz
	Erektionsstörung
Fosinopril	Erektionsstörung
Furazolidon	Störung der Spermatogenese
Gabapentin	Erektionsstörung
Gemfibrozil	Verminderte Appetenz
	Erektionsstörung
Gestagene	Dysmenorrhö
	Zwischenblutungen
	Virilisierung
Glucocorticoide	Störungen der Sexualhormonsekretion
	(z. B. Amenorrhö, Erektionsstörung)
Goserelin	Verminderte Appetenz
	Erektionsstörung
	Verminderte Lubrikation
Guanethidin	Verminderte Appetenz
	Erektionsstörung
	Ejakulationsstörung
	Retrograde Ejakulation
Guanfacin	Erektionsstörung
Haloperidol	Erektionsstörung
	Schmerzhafte Ejakulation
Heparin (systemische Anwendung)	Priapismus (Einzelfälle)
Hydralazin	Erektionsstörung
	Priapismus
Hydrochlorothiazid	Erektionsstörung

Tabelle 7. Fortsetzung

Wirksubstanz	Mögliche Nebenwirkung
Imipramin	Verminderte Appetenz Erektionsstörung Ejakulationsstörung Schmerzhafte Ejakulation
Indapamid	Verminderte Appetenz Erektionsstörung
Indometacin	Verminderte Appetenz Erektionsstörung
Interferon-α	Verminderte Appetenz Erektionsstörung Störungen der Spermatogenese
Ketoconazol	Verminderte Appetenz Erektionsstörung
Leuprorelinacetat	Verminderte Appetenz Verminderte Lubrikation
Levodopa	Appetenzsteigerung
LH-RH-Agonisten	Verminderte Appetenz Erektionsstörung Hodenatrophie (selten)
Lisinopril	Erektionsstörung
Lithium	Verminderte Appetenz Erektionsstörung
Lorazepam	Verminderte Appetenz
Losartan	Verminderte Appetenz Erektionsstörung
Maprotilin	Verminderte Appetenz Erektionsstörung
Melpeon	Sexuelle Funktionsstörung
Methadon	Verminderte Appetenz Erektionsstörung Ejakulationsstörung Orgasmusstörung
Methantheliniumbromid	Erektionsstörung
Methotrexat	Erektionsstörung Störungen der Spermatogenese Störungen der Ovulation
Methyldopa	Verminderte Appetenz Erektionsstörung Ejakulationsstörung Gynäkomastie Orgasmusstörung (bei weiblichen Patienten)
Metoclopramid	Verminderte Appetenz Erektionsstörung

76

Tabelle 7. Fortsetzung

Wirksubstanz	Mögliche Nebenwirkung
Metoprolol	Erektionsstörung
Mexiletin	Verminderte Appetenz Erektionsstörung
Nafarelin	Verminderte oder gesteigerte Appetenz Erektionsstörung Verminderte Lubrikation Dyspareunie
Naltrexon	Erektionsstörung Ejakulationsstörung
Naproxen	Erektionsstörung Ejakulationsstörung
Nifedipin	Priapismus
Nizatidin	Verminderte Appetenz Erektionsstörung
Nortriptylin	Verminderte Appetenz Erektionsstörung
Omeprazol	Schmerzhafte nächtliche Erektionen
Östrogene	Verminderte Appetenz
Östrogen-Gestagen-Kombinationen	Verminderte Appetenz (insbesondere bei adipösen Patienten) Zyklusstörungen Spannungsgefühle in der Brust
Oxybutynin	Erektionsstörung
Paroxetin	Verminderte Appetenz Ejakulationsstörung Priapismus Orgasmusstörung (bei weiblichen Patienten)
Pergolid	Appetenzsteigerung Spontane Ejakulationen Priapismus
Perindopril	Erektionsstörung
Perphenazin	Ejakulationsstörung
Phenoxybenzamin	Ejakulationsstörung
Phenytoin	Verminderte Appetenz Erektionsstörung Priapismus
Pimozid	Verminderte Appetenz Erektionsstörung Ejakulationsstörung
Piracetam	Gesteigerte Appetenz
Prazosin	Erektionsstörung Priapismus

Tabelle 7. Fortsetzung

Wirksubstanz	Mögliche Nebenwirkung
Primidon	Verminderte Appetenz Erektionsstörung
Probucol	Erektionsstörung
Procarbazin	Azoospermie
Propanolol	Verminderte Appetenz Erektionsstörung
Propanthelin	Erektionsstörung
Propofol	Appetenzsteigerung
Protionamid	Menstruationsstörungen Erektionsstörung
Quinapril	Erektionsstörung
Ramipril	Verminderte Appetenz Erektionsstörung
Ranitidin	Verminderte Appetenz Erektionsstörung
Rauwolfiawurzel	Erektionsstörung
Reserpin	Verminderte Appetenz Erektionsstörung Ejakulationsstörung
Retinoide	Menstruationsstörungen
Risperidon	Erektionsstörung Ejakulationsstörung Orgasmusstörung
Roxatidin	Erektionsstörung
Selegilin	Verminderte Appetenz Orgasmusstörung
Serotoninantagonisten	Verminderte Appetenz Erregungsstörungen
Simvastatin	Erektionsstörung
Spironolacton und -derivate	Verminderte Appetenz Zyklusstörungen Erektionsstörung
Sulfasalazin	Erektionsstörung
Sulfonamide	Einschränkungen der Spermatogenese
Sulpirid	Zyklusstörung Gesteigerte Appetenz
Sympathomimetika	Appetenzstörung (bei chronischer Anwendung in hohen Dosen und bei Mißbrauch) Erektionsstörung

Tabelle 7. Fortsetzung

Wirksubstanz	Mögliche Nebenwirkung
Tamoxifen	Zyklusstörungen Vaginalblutungen Priapismus
Terazosin	Erektionsstörung
Testosteron	Priapismus
Thiazidderivate und Analoga	Erektionsstörung
Thioridazin	Erektionsstörung Ejakulationsstörung Schmerzhafte Ejakulation Priapismus Orgasmusstörungen
Thiotepa	Amenorrhö Männliche Sterilität
Timolol	Verminderte Appetenz Erektionsstörung
Toremifen	Brustschmerzen Vaginalblutungen
Tranylcypromin	Gesteigerte Appetenz Erektionsstörung Ejakulationsstörung Schmerzhafte Ejakulation
Trazodon	Appetenzsteigerung Ejakulationsstörung Retrograde Ejakulation Priapismus Orgasmusstörung Klitoraler Priapismus
Trifluoperazin	Schmerzhafte Ejakulation Spontane Ejakulationen
Tri- und tetrazyklische Antidepressiva	Sexuelle Störungen
Triprolidin	Erektionsstörung
Venlafaxin	Erektionsstörung Ejakulationsstörung Orgasmusstörungen
Verapamil	Erektionsstörung
Zotepin	Verminderte Appetenz Erektionsstörung Ejakulationsstörung

Hormonelle und reproduktive Gonadenstörungen nach Chemotherapie

Zytostatika beeinträchtigen nicht nur akut durch Nebenwirkungen wie Übelkeit, Brechreiz, Mattigkeit, Haut- und Schleimhautreaktionen usw. das Allgemeinbefinden und dadurch auch die Sexualität. Mit zunehmenden Erfolgen der Chemotherapie, v. a. bei Neoplasien des jugendlichen Alters, stellt sich auch die Frage nach den Folgen der therapeutischen Maßnahmen für die Fertilität (Tabelle 8). Neben den unmittelbaren Auswirkungen auf die Gonaden sind auch die hormonellen Veränderungen mit ihren Einflüssen auf das kardiovaskuläre System, den Knochenstoffwechsel sowie das psychische Befinden zu berücksichtigen.

Pathophysiologie. Die Applikation von Zytostatika wirkt sich auf das endokrine und das reproduktive Zellsystem aus.

● Das *endokrine Zellsystem* der Gonaden des Mannes besteht aus den Leydig-Zellen; deren geringe Proliferationsrate ist dafür verantwortlich, daß es sogar nach aggressiver Polychemotherapie oder Ganzkörperbestrahlung zur Vorbereitung einer Knochenmarktransplantation meist nicht zu einem relevanten Testosteronmangel kommt. Dagegen kann das Germinalepithel unter der gleichen Behandlung irreversibel geschädigt werden (dissoziierte Gonadopathie).
● Das *reproduktive Zellsystem* des Mannes besteht aus dem Germinalepithel mit hoher Proliferationsrate, das zwar hochsensitiv, aber auch stark regenerationsfähig ist. Daher kommt es auch bei Schädigung der Germinalzellen in unterschiedlicher Häufigkeit zu einer teilweisen oder vollständigen Regeneration nach Abschluß einer Chemotherapie.
● Das *endokrine Zellsystem* der Gonaden der Frau besteht aus den Granulosa- und Thekazellen, die sich in unmittelbarer Nähe zu den Oogonien befinden. Eine Chemotherapie führt deshalb in Abhängigkeit von gewähltem Zytostatikum, Dosierung und Lebensalter der Patientin gleichzeitig zu chronischem Hormonmangel und Infertilität (globale Gonadopathie).
● Das *reproduktive Zellsystem* der Frau besteht aus den im Ovar ruhenden Oogonien, deren Anzahl von der Geburt bis zur Menopause kontinuierlich abnimmt. Im Gegensatz zum Keimepithel des Mannes reagiert das der Frau gegenüber Zytostatika weniger sensitiv, allerdings ist auch die Regenerationskapazität geringer.

Diagnostik. Die Gonadotropine FSH und LH sowie die Steroide Östrogen und Testosteron ermöglichen eine sensitive und zuverlässige Verlaufsbeobachtung der toxischen Auswirkungen einer Chemotherapie oder Strahlentherapie auf das gonadale System und dessen Funktionen. Das Spermiogramm liefert zusätzliche Informationen, insbesondere vor einer geplanten Kryokonservierung. Die Basal-

Tabelle 8. Zytostatika, die mit unterschiedlicher Infertilitätsrate assoziiert sind. (Bokemeyer et al. 1996)

	Spermatotoxisch	Ovarielle Dysfunktion
Gesichert	Chlorambucil	Chlorambucil
	Cyclophosphamid	Cyclophosphamid
	Nitrosoharnstoff	Busulfan
	Busulfan	CCNU
	Procarbazin	
	CCNU	
Wahrscheinlich	Doxorubicin	Doxorubicin
	Vinblastin	Vinblastin
	Cytarabin	Procarbazin
	Cisplatin	
Unwahrscheinlich	Methotrexat	Methotrexat
	5-Fluoruracil	5-Fluoruracil
	6-Mercaptopurin	6-Mercaptopurin
	Vincristin	Actinomycin D
		Vincristin
Nicht bekannt	Bleomycin	Etoposid
	Etoposid	Nitrosoharnstoff
		Cisplatin

temperaturmessung kann bei normalem Zyklus Informationen über Störungen der Ovulation und der Corpus-luteum-Funktion liefern.

Das follikelstimulierende Hormon FSH ist ein Indikator für toxische Auswirkungen auf das Germinalepithel und die Oogonien; bei Verminderung des Keimepithels und der Stammzellen steigt der Serum-FSH-Spiegel. Umgekehrt führt die Regeneration des Keimepithels in den Hoden bzw. den Ovarien zu einer Normalisierung des FSH-Spiegels.

Zytostatikabedingte Schädigungen der Leydig-Zellen des Mannes bzw. der Granulosa- und Thekazellen der Frau führen zu einem Testosteronmangel bzw. einem Östradiolmangel. In der Folge steigt der Serumspiegel des luteinisierenden Hormons (LH).

Gonadenstörungen. Die Störung der Gonadenfunktionen ist für mehrere Zytostatika bekannt; dabei besitzen die alkylierenden Substanzen die stärkste fertilitätsschädigende Potenz.

Bei *Männern* wird durch die Zytostatika die Spermatogenese beeinträchtigt; daraus resultiert in Abhängigkeit von den angewandten Substanzen, ihrer Dosis und der Anzahl der Zyklen eine vorübergehende oder dauerhafte Infertilität (s. Tabelle 5, S. 69 und 8). Die Sertoli- und Leydig-Zellen zeigen dagegen eine geringe

81

Empfindlichkeit gegenüber den gebräuchlichen Zytostatika, weshalb meßbare Veränderungen des Testosteronspiegels sehr selten sind (Myers u. Schilsky 1992).

Die Auswirkungen einer Chemotherapie auf die Keimzellen des Ovars der *Frauen* führen entweder zu dem Syndrom einer vorzeitigen Perimenopause mit reversibler Schädigung, das mehrere Monate oder auch Jahre andauern kann, oder einer vorzeitigen Menopause mit dauerhafter Infertilität. Da die Theka- und Granulosazellen ebenfalls betroffen werden, kommt es außerdem zu einem Abfall der Östrogenproduktion mit einer pathologischen Erhöhung des FSH- und LH-Spiegels. Die hormonelle Verschiebung verursacht u. a. Symptome wie Schweißausbrüche, Blutdruckschwankungen und verminderte Lubrikation. Die beschriebenen Effekte sind altersabhängig; bei Patientinnen unter 25 Jahren wird eine Reversibilität deutlich häufiger beobachtet (Bokemeyer et al. 1994).

Aufklärung. Zu einer adäquaten Patientenaufklärung vor Beginn einer Chemotherapie gehört neben der Erörterung allgemeiner Nebenwirkungen auch die gezielte Information über mögliche Einschränkungen endokriner und reproduktiver Funktionen sowie die Wahrscheinlichkeit einer Reversibilität dieser Nebenwirkungen. Männer sind zusätzlich auf die Möglichkeiten der Kryokonservierung von Sperma (s. S. 89 ff) hinzuweisen, falls die Familienplanung noch nicht abgeschlossen ist.

Zu den bisher veröffentlichten Untersuchungen über die möglichen Folgen einer Chemotherapie auf die Sexualität ist kritisch anzumerken, daß die sexuellen Funktionen im Zentrum des wissenschaftlichen Interesses standen. Über die subjektiven Auswirkungen auf das sexuelle Erleben oder die Einflüsse auf die Partnerschaft liegen dagegen kaum Befunde vor.

Hormonelle und reproduktive Gonadenstörungen nach Strahlentherapie

Jede Strahlentherapie tötet nicht nur Tumorzellen, sondern auch Zellen des umgebenden Gewebes ab; diese unerwünschte Nebenwirkung wird makroskopisch erst nach der nächsten Zellteilung sichtbar – je nach Art des Gewebes also Stunden bis mehrere Monate nach der Bestrahlung. Daneben kann es zu einer verlangsamten Proliferation des Gewebes kommen. Die Wahrscheinlichkeit und das Ausmaß des Auftretens der akuten bzw. der chronischen Strahlenschäden sind von mehreren Faktoren abhängig (z. B. Sauer 1996, S. 63 ff.), wie:

- Bestrahlungsvolumen,
- Dosis-Zeit-Verhältnis,
- Strahlenqualität,
- Organsensibilität.

Die Toleranzdosen (TD) geben Hinweise auf die jeweiligen Strahlenfolgen, die mit einer bestimmten statistischen Wahrscheinlichkeit auftreten. So bedeutet die Angabe einer TD 5/5 von 50 Gy für die Hirnnekrose als Strahlenfolge, daß eine solche Nebenwirkung bei 5 % der Individuen innerhalb eines Zeitraums von 5 Jahren zu beobachten ist. Vor allem die Gonaden sind als hoch strahlensensibles Zellsystem einzuordnen. Tabelle 9 gibt die wichtigsten Toleranzdosen für die Gewebe an, deren Schädigung direkte oder indirekte Auswirkungen auf die Sexualität haben kann; die Werte gelten für eine konventionelle Fraktionierung von 5mal 2 Gy/Woche.

Für *Männer* wurden nach einer Strahlentherapie folgende Beobachtungen gemacht (s. Tabelle 10): Es besteht nur selten eine Indikation zur direkten Bestrahlung der Gonaden (z. B. Carcinoma in situ des Hodens oder Lymphom). Zu beachten ist dagegen die Streustrahlung bei Feldern, die in Gonadennähe liegen. Je nach Größe und Lage des Bestrahlungsfeldes sowie der Dosis können die Hoden in ungünstigen Einzelfällen eine Streustrahlung bis zu 2 500 cGy erreichen, z. B. bei der Radiatio von Sarkomen im Bereich der Oberschenkel. Durchschnittliche Streustrahlendosen bei gonadennahen Bestrahlungen liegen zwischen 50 und 400 cGy.

Spermatiden und reife Spermien sind relativ strahlenresistent und überleben bis zu 500 Gy. Die Gonozyten reagieren im Interphasestadium (d. h. kurz vor ihrer Teilung zu Spermatogonien) am empfindlichsten auf Bestrahlung: Ersteffekte sind bereits nach 0,2 Gy, Unterbrechungen der Spermienproduktion ab 0,6 Gy (0,03 Gy/Tag über 4 Wochen) zu beobachten. Nach 0,5–1,0 Gy erfolgt noch eine inkomplette Restitution (Oligozoospermie) (Sauer u. Keilholz 1996). Eine Wie-

Tabelle 9. Ausgewählte Toleranzdosen menschlicher Gewebe. (Mod. nach Richter u. Feyerabend 1996)

Organ	Strahlenfolge	TD 5/5 [Gy]	TD 50/5 [Gy]	Gesamtes Organ oder Teilorgan
Hoden	Sterilisation	1	2	Ganz
Ovar	Sterilisation	2--3	6-12	Ganz
Rückenmark	Nekrose	45	55	10 cm
Haut	Dermatitis	55	70	100 cm/2
Harnblase	Schrumpfung	60	80	Ganz
Große Gefäße	Sklerose	> 80	> 100	10 cm/2
Uterus	Perforation, Nekrose	> 100	> 200	Ganz

Tabelle 10. Unterschiedliche Reaktionen erwachsener männlicher und weiblicher Gonaden auf ionisierende Strahlung. (Mod. nach Fritz-Niggli 1991)

Parameter	Hoden	Ovar
Schwellendosis der sensibelsten Zellen	0,2 Gy	2-6 Gy
Einfluß der Fraktionierung/ Protrahierung	Zum Teil Förderung der Strahleneffekte	Schutzwirkung
Empfindlichstes Fertilitätsstadium	Interphase-Gonozyten Fetus (vor Spermatogonienbildung), Fetus und Säugling	Primäre Oozyten, Fetus ab 5. Monat, Beginn der Pubertät
Empfindlichkeit des genetischen Materials	Abnahme mit dem Reifungsprozeß	Zunahme mit dem Reifungsprozeß
Zusammenhang von Sensibilität und Lebensalter	Unbekannt	Anstieg mit dem Alter
Nachproduktion aus frühen Entwicklungsstadien	Möglich	Nicht möglich
Hormonelle Funktionen	Weitgehend resistent, unabhängig von Keimzellschädigung	Hochsensibel, abhängig von Keimzellschädigung

derherstellung der Spermienproduktion benötigt dabei bis zu 3 Jahre (Shalet 1993). Gesamtdosen über 1,5 Gy auf die Gonaden verursachen eine irreversible Aplasie der Germinalzellen mit permanenter Infertilität (Greiner 1985).

Bei Patienten mit Morbus Hodgkin wird durch infradiaphragmale Bestrahlung in 70–100 % der beobachteten Fälle eine irreversible Keimzellschädigung mit Azoospermie bedingt. Die Restitutionsfähigkeit ist nicht nur abhängig von der Strahlendosis, sondern auch von der Lokalisation des Bestrahlungsfelder, der Fraktionierung und der Strahlenart.

Die Leydig-Zellen erwachsener Männer überstehen direkte Bestrahlungen bis zu einer Dosis von 10 Gy (z. B. Ganzkörperbestrahlung vor Knochenmarktransplantation) relativ unbeschädigt; die Serumtestosteronwerte bleiben deshalb nach einer solchen Radiatio im Normalbereich (Sanders et al. 1983). Dagegen scheinen die Leydig-Zellen jüngerer Patienten vor der Pubertät strahlenempfindlicher zu sein. Ab einer Dosis von 20 Gy ist eine verminderte Leydig-Zellfunktion mit konsekutivem Testosteronmangel und klinischem Hypogonadismus zu beobachten. Gegen die interne Streustrahlung sind Schutzmaßnahmen wie eine

Hodenschutzkapsel nur von begrenztem Wert, ihre Verwendung ist jedoch trotz-dem sinnvoll und notwendig.

Bei einer bevorstehenden Strahlentherapie empfiehlt Sauer (1996, S. 75 f.) fol-gendes Vorgehen bei der Beratung von Männern mit Kinderwunsch:

- Während der Radiotherapie ist eine Konzeption unbedingt zu vermeiden. Die Spermien könnten genetisch verändertes Erbmaterial enthalten, wenn sie aus bestrahlten Spermatiden hervorgegangen sind.
- Ein Zeitraum von 6 Wochen nach Abschluß der Radiotherapie, in dem konse-quent auf eine Antikonzeption geachtet werden muß, reicht aus.
- Nach temporärer Sterilität ist gegen einen Kinderwunsch nichts einzuwenden. Die wiedereinsetzende Spermienproduktion stammt aus Spermatogonien, die zum Zeitpunkt der Bestrahlung gegen eine Mutation weitgehend resistent waren.

Für *Frauen* wurden folgende Beobachtungen nach Strahlentherapie gemacht (s. Tabelle 10): Die reifen Oozyten in den frühen Tertiärfollikeln reagieren am emp-findlichsten auf Bestrahlung; die Vorstufen gelten im Gegensatz dazu als resistent (Sauer u. Keilholz 1996). Da die Oozytenbildung bereits mit dem 5. Fetalmonat abgeschlossen ist und sich der Oozytenvorrat im Verlauf des Lebens erschöpft, sinkt mit zunehmendem Lebensalter die Fähigkeit, einen Strahlenschaden durch die Nachreifung unbeteiligter Oozyten zu kompensieren.

Die Schwellendosis für eine Schädigung beträgt 2–6 Gy, die Rate ovarieller Dysfunktionen nimmt bereits ab einer Dosis von 1,5 Gy stark zu. Patientinnen unter 30 Jahren entwickeln nach Gesamtdosen bis zu 6 Gy eine reversible Ovarial-insuffizienz; bei ihnen ist deshalb auch noch nach einer Dosis von 6–8 Gy eine Konzeption möglich. Bei Frauen über 30 Jahren führen Gesamtdosen über 6 Gy in der Regel zu einer irreversiblen Ovarialinsuffizienz mit Östrogenmangel und pathologisch erhöhten Gonadotropinwerten (Greiner 1985).

Da bei der Frau die Hormonbildung von der Intaktheit der Keimzellen abhän-gig ist, wird mit deren Schädigung gleichzeitig die Hormonproduktion beein-trächtigt (Radiomenolyse) mit möglichen Appetenzverlusten und Sistieren der Menstruation.

Die heute verfügbaren Möglichkeiten der Bestrahlungsplanung und der Tech-niken zur Reduktion der Streustrahlung verbessern die Wahrscheinlichkeit, eine Strahlentherapie möglichst nebenwirkungsarm durchzuführen:

- Bei *Männern* wird durch Anwendung einer exakt angepaßten Bleischutzkapsel auch bei infradiaphragmaler Bestrahlung eine Schädigung der Gonaden ver-hindert. So läßt sich aber die körperinterne Streustrahlung nicht abhalten. Daher kann trotz korrekter Anwendung ein strahlenbedingter Fertilitätsscha-den auftreten.

85

● Bei *Frauen* wird durch eine Verlagerung der Ovarien nach lateral oder hinter den Uterus, z. B. im Rahmen einer Staging-Laparotomie und einer lokalen Bleischutzabdeckung, die Wahrscheinlichkeit einer Schädigung der Ovarialfunktionen um ca. 60 % vermindert (LeFloch et al. 1976).

Zu den bisher veröffentlichten Untersuchungen über die möglichen Folgen einer Strahlentherapie auf die Sexualität ist kritisch anzumerken, daß die sexuellen Funktionen im Zentrum des wissenschaftlichen Interesses standen. Über die subjektiven Auswirkungen auf das sexuelle Erleben oder die Einflüsse auf die Partnerschaft liegen dagegen kaum Befunde vor.

Kontrazeption und Schwangerschaft bei Tumorerkrankungen

Kontrazeption

Während einer laufenden Chemotherapie muß auf einen ausreichenden Empfängnisschutz geachtet werden, da die Mehrzahl der derzeit gebräuchlichen Zytostatika während des 1. Trimenons Embryopathien verursachen können. Allerdings gibt es auch vereinzelt Hinweise auf die Geburt gesunder Kinder, obwohl während der ersten 3 Schwangerschaftsmonate eine Chemotherapie durchgeführt wurde (s. unten). Während des weiteren Verlaufs der Schwangerschaft nimmt das teratogene Risiko ab.

Über mögliche Risiken nach Abschluß der Chemotherapie werden unterschiedliche Auffassungen verbreitet. Dazu Kreuser et al. (1996, S. 179 f.):

> *Die alte „Regel" einer 2jährigen Kontrazeption nach Chemotherapie läßt sich durch Daten der Literatur nicht untermauern. Die Kontrazeptionsdauer sollte sich nach dem Grad der gonadalen Toxizität, der Prognose der Grunderkrankung und dem Kinderwunsch der Eltern richten.*

Die Wahl der kontrazeptiven Methode ist individuell zu treffen. Bei hormonabhängigen Tumoren verbieten sich u. U. hormonelle Kontrazeptiva; darüber hinaus sind die in der Übersicht aufgelisteten Kontraindikationen zu beachten.

Als Alternativen zu hormonellen Kontrazeptiva bieten sich Intrauterinpessare oder die Verwendung von Kondomen an. Bei abgeschlossener Familienplanung stellen die Tubenligatur und die Vasektomie denkbare Alternativen dar. Dabei sind je nach Wahl der Methode folgende Aspekte zu beachten:

- *Pessare* müssen neu angepaßt werden, falls durch die Krankheit ein Gewichtsverlust von mehr als 5 kg aufgetreten ist, da sonst kein sicherer Sitz mehr gewährleistet ist.
- *Spiralen* sind nicht zu empfehlen, da ein erhöhtes Risiko von Blutungen und Infektionen besteht.
- Bei der Anwendung von *Kondomen* ist u. U. die zusätzliche Benutzung eines

Übersicht 4: Absolute Kontraindikationen für die Gabe hormoneller Kontrazeptiva

● Zustand nach Herzinfarkt oder Apoplexie
● Zustand nach Lungenembolie oder tiefer Beinvenenthrombose
● Zerebrale und retinale Gefäßerkrankungen
● Periphere Durchblutungsstörungen
● Hypertonie (Werte > 160/100 mm HG)
● Insulinpflichtiger Diabetes mellitus mit Gefäßveränderungen oder über 10jähriger Dauer
● Lebererkrankungen, cholestatische Funktionsstörungen
● Sichelzellenanämie
● Zustand nach Herpes gestationis
● Starker Zigarettenkonsum jenseits des 35. Lebensjahres und weitere, gleichzeitig bestehende Risikofaktoren

wasserlöslichen Gleitgels empfehlenswert, falls die Scheide durch die Krankheit oder Therapiemaßnahmen (z. B. Bestrahlung) geschädigt worden ist und sich nicht mehr ausreichend dehnt oder bei sexueller Erregung nicht feucht wird.
● Bei konsequenter Beobachtung der Basaltemperatur und der *Konsistenz des Zervixschleim*s ist auch die periodische Enthaltsamkeit ein zuverlässiges Mittel der Wahl.

Schwangerschaft

Schädigungen durch Therapie

Die immer wieder vertretene Auffassung, eine Gravidität nach einer Karzinomerkrankung sei kontraindiziert und ggf. Anlaß zu einem Abbruch, kann in dieser Form nicht aufrecht erhalten werden. Statt dessen muß in jedem Einzelfall mit dem Patienten und dessen Partner überlegt werden, ob ein Kinderwunsch vor dem Hintergrund des aktuellen Befundes und der Prognoseeinschätzung sinnvoll erscheint.

Patienten äußern in diesem Zusammenhang immer wieder die Befürchtung, daß durch eine Chemotherapie das genetische Material der Keimzellen geschädigt werden könnte (mutagene Wirkung). Bis heute liegen dazu jedoch keine entsprechenden Beobachtungen vor: In einer Sammelstatistik von Rister et al. (1983) wurden 627 Nachkommen von 537 präkonzeptionell behandelten Patienten (110 Männer, 427 Frauen) erfaßt. Von diesen Kindern zeigten 59 (9,4 %) Auffälligkeiten. Diese Häufigkeit entspricht etwa der Inzidenz in der Normalbevölkerung. Bei der Kombination von Zytostatikatherapie und Radiatio war die Häufigkeit von

Auffälligkeiten signifikant erhöht (19 % vs. 7 %). Der größte Teil (bei 32 der 59 Kinder) der Auffälligkeiten war jedoch nicht behandlungsbedürftig, z. B. waren darunter 27 Frühgeburten. Auch bei einer anderen Untersuchung von Holmes u. Holmes (1978) von 93 Schwangershaften von 48 Hodgkin-Patienten lag die Fehlbildungsrate bei alleiniger Bestrahlung oder alleiniger Chemotherapie im Normalbereich. Lediglich bei einer Kombinationstherapie war eine statistisch signifikant erhöhte Fehlbildungsrate zu beobachten.

Unmittelbar nach einer abgeschlossenen Chemotherapie muß bei der Planung einer Schwangerschaft jedoch bedacht werden, ob teratogene Wirkungen zu befürchten sind. Schmidt-Matthiesen u. Bastert (1995, S. 152) bemerken dazu am Beispiel des Mammakarzinoms:

> *Dies wird zumeist verneint, wenn 1 Jahr, oder besser 2 Jahre nach Abschluß der Chemotherapie verstrichen sind. Dann ist damit zu rechnen, daß keine potentiell geschädigten Tertiärfollikel mehr, sondern nur die aus dem Pool der Sekundärfollikel nachgewachsenen sprungbereiten Follikel vorhanden sind.*

Gesichert ist eine teratogene Wirkung der Chemotherapie während einer bestehenden Schwangerschaft. Hier ist eine Beratung unumgänglich.

(Sperma-)Kryokonservierung als Zeugungsreserve

Die durch die medizinischen Behandlungsmaßnahmen erzielten besseren Überlebenszeiten geben einer Reihe von Tumorpatienten die Möglichkeit, trotz ihrer Erkrankung den Wunsch nach einem Kind zu verwirklichen. Dies gilt insbesondere für jüngere Patienten mit Hodentumoren, Lymphomen, Osteosarkomen oder Leukämien. Die Diagnose der Erkrankung wird häufig zu einem Zeitpunkt gestellt, zu dem die Familienplanung des Kranken entweder noch nicht begonnen hat oder noch nicht abgeschlossen ist. Dadurch rückt die Frage nach Akut- und Spätfolgen einer Operation, Chemo- oder Strahlentherapie für die Fertilität in den Vordergrund. Je nach therapeutischen Verfahren und pharmakologischen Substanzen und deren Dosierung sind vorübergehende oder auch irreversible Schädigungen möglich. Die vorherige Samenspende und anschließende Kryokonservierung ist daher eine präventive, begleitende Maßnahme, die auch noch später eine Familienplanung ermöglicht (Sanger et al. 1980; Weißbach u. Mannhart 1986).

Vor der Samenspende ist vom Patienten eine sexuelle Karenzzeit von mindestens 4 Tagen einzuhalten, da die Spermienkonzentration mit der Dauer der Karenzzeit zunimmt. Eine Vergleichsuntersuchung von Cooper et al. (1993) zeigt, daß die Konzentration um den Faktor 4 schwankt, wenn die Karenzzeit zwischen 0 und 10 Tagen liegt. Selbst bei 2 Tagen Differenz unterschieden sich die Ergebnisse bereits um den Faktor 2. Für die Anlage eines Samendepots erscheinen 2–5 Ejakulate innerhalb eines Zeitraumes von 2–3 Wochen sinvoll. Die Spermagewinnung sollte in unmittelbarer Nähe zum Labor durchgeführt werden, damit die Samenzellen innerhalb einer Stunde nach Ejakulation aufbereitet werden können.

Vor der Anlage des Spermadepots wird das Ejakulat untersucht und der Befund in einem Spermiogramm dokumentiert. Die Tabellen 11 und 12 geben die Soll- oder Normalwerte sowie die im Spermiogramm verwandten Termini an.

Bei Patienten mit Hodentumoren, Morbus Hodgkin und Leukämien sind Einschränkungen der Hodenfunktionen bekannt. Im Patientengut von Kliesch et al. (1996) zeigen sich bei 61 % der Hodentumorpatienten, bei 35 % der Patienten mit lymphatischen oder leukämischen Tumorerkrankungen und bei 31 % der Patienten mit anderen, soliden Tumoren bereits vor der Kryokonservierung Einschränkungen der Ejakulatparameter im Sinne einer Oligozoospermie. Die Mechanismen, die diese Einschränkungen verursachen, sind bisher nicht eindeutig geklärt. Ein zusätzliches Problem stellt die Tatsache dar, daß die Spermienpräparate von

Tabelle 11. Soll- oder Normwerte des Ejakulats bei Untersuchungen entsprechend den WHO-Richtlinien. (WHO 1993)

Parameter	Soll- oder Nomalwert
Ejakulatvolumen	$\geq 2,0$ ml
pH	7,2--8,0
Spermienkonzentration	≥ 20 Mio. Spermatozoen/ml
Gesamte Spermienzahl	≥ 40 Mio. Spermatozoen/Ejakulat
Motilität	≥ 50 % Spermatozoen mit Vorwärtsbeweglichkeit (Kategorien a u. b) oder ≥ 25 % Spermatozoen mit schneller progressiver Motilität (Kategorie a)
Morphologie	≥ 30 % normal geformte Spermatozoen
Vitalität	≥ 75 % vitale Spermatozoen, d. h. Zellen, die Eosinfarbstoff nicht aufnehmen
MAR-Test	< 10 % der Spermatozoen mit anhaftenden Partikeln oder Erythrozyten
Leukozyten	< 1 Mio./ml
α-Glukosidase (neutral)	≥ 11 mU/Ejakulat
Zitrat	≥ 52 µmol/Ejakulat
Saure Phosphatase	≥ 22 U/Ejakulat
Fruktose	≥ 13 µmol/Ejakulat
Zink	$\geq 2,4$ µmol/Ejakulat

Tabelle 12. Beschreibende Terminologie der Ejakulatbefunde entsprechend den WHO-Richtlinien. (WHO 1993)

Terminus	Inhaltliche Beschreibung
Normozoospermie	Normale Ejakulatbefunde (s.Tabelle 11)
Oligozoospermie	< 20 Mio. Spermatozoen/ml
Asthenozoospermie	< 50 % Spermatozoen mit progressiver Beweglichkeit (Kategorie a u. b) und < 25 % der Spermatozoen mit Motilität der Kategorie a
Teratozoospermie	< 30 % der Spermatozoen mit normaler Morphologie
Oligoasthenoteratozoospermie (OAT)	Kombination aller 3 zuvor genannten Defekte
Azoospermie	Keine Spermatozoen im Ejakulat
Parvisemie	Ejakulatvolumen < 2 ml
Aspermie	Kein Ejakulat

Patienten mit Morbus Hodgkin oder Hodenkarzinom durch den Gefrierprozeß stärker geschädigt werden als die Präparate von Nichttumorpatienten (Propping et al. 1985).

Zeigt sich bereits bei der Voruntersuchung des eingesandten Spermas ein diesbezüglicher Befund, wird durch verschiedene technische Verfahren versucht, mittels Akkumulation aus mehreren Spermaproben die Spermadichte zu erhöhen. Für den Erfolg einer späteren Inseminations- bzw. In-vitro-Fertilisationsbehandlung ist jedoch die Spermienkonzentration allein nicht maßgeblich; auch die Motilität wird als ein entscheidender Parameter angesehen.

Durch ein stufenweises Absenken der Temperatur wird das Sperma auf die Lagerungstemperatur von minus 196° (flüssiger Stickstoff) bzw. minus 267° Celsius (flüssiges Helium) abgekühlt. Durch Zugabe von Glycerin und anderen Kryoprotektiva werden mögliche Schädigungen des Spermas vermieden. Der Kryovorgang beeinträchtigt insbesondere die Spermienmotilität:

> *Während die mittlere progressive Spermienmotilität bei den onkologischen Patienten bei ca. 40 % liegt, zeigt sich eine Verschlechterung der Progressivmotilität nach dem probeweisen Auftauen eines Aliquots unmittelbar nach dem Einfriervorgang auf nur noch mittlere 16 %, und zwar unabhängig von der zugrunde liegenden Erkrankung und dem Alter des Patienten. (Kliesch et al.1996, S. 370)*

Dies ist möglicherweise eine Erklärung für die häufig erfolglosen Inseminations- und In-vitro-Fertilisationsversuche.

Die Kosten für die Kryokonservierung werden von den gesetzlichen Krankenkassen in der Regel sogar bei Tumorpatienten nicht übernommen. Für die Ent-

nahme und Untersuchung des Spermas muß mit einmaligen Kosten von ca. 600–
1 000 DM, für die Konservierung mit jährlichen Kosten von ca. 500 DM gerechnet
werden. Für die Entnahme aus dem Depot sind ebenfalls Gebühren zu entrichten.

Intrazytoplasmatische Spermatozoeninjektion (ICSI)

Die bisherigen Mindestanforderungen an die Qualität des Spermamaterials werden durch die neu entwickelten Techniken der intrazytoplasmatischen Spermato-
zoen-Injektion (ICSI) relativiert. Die Zahl der Spermien und ihre Morphologie
und Motilität sind für den Erfolg nicht maßgeblich; es genügt *ein* lebensfähiger
Spermatozyt zur Injektion.

Bereits 1985 konnte erstmals eine Schwangerschaft mit operativ aus dem
Nebenhoden isolierten Spermatozoen und In-vitro-Fertilisation (IVF) erzielt
werden (Temple-Smith et al. 1985). Die in den letzten Jahren weiter entwickelten
Techniken haben die Behandlungsmöglichkeiten bei männlicher Subfertilität und
Infertilität deutlich verbessert. Sie ermöglichen sowohl mit epididymalen Sper-
matozoen als auch mit testikulären Samenzellen hohe Fertilisations- und
Schwangerschaftsraten (Abuzeid et al. 1995; Nagy et al. 1995; Silber et al. 1995;
Van Streiteghem et al. 1993). Die Isolierung der Spermatozoen erfolgt über eine
Aufarbeitung des normalen Ejakulats oder mit mikrochirurgischer Verfahren.
Dabei werden entweder epididymale Spermatozoen (MESA, „microsurgical epididymal sperm aspiration") oder testikuläre Spermatozoen aus Gewebsproben
des Hodenparenchyms (TESE) gewonnen. Diese werden anschließend mit Hilfe
eines Mikromanipulators (Narishige) direkt in das Zytoplasma der Oozyte injiziert. Ist der Befruchtungsvorgang erfolgreich, wird unter Verwendung eines fle-
xiblen Katheters ein transzervikaler Transfer durchgeführt.

Mit Hilfe der ICSI lassen sich eine Fertilisationsrate von 51 % und eine Schwangerschaftsrate von 30,4 % pro Embryonentransfer erreichen; die Fehlgeburtsrate
bei diesem Vorgehen liegt bei 27,3 %. Bispink et al. (1997) berichten sogar über
eine Fertilisierungsrate von 60 % und eine Schwangerschaftsrate von 53 %. Eine
erhöhte Fehlbildungsrate wurde nicht beobachtet.

In-vitro-Fertilisation

Bei Tumorpatientinnen wurde die Technik der In-vitro-Fertilisation erfolgreich eingesetzt, um eine Schwangerschaft nach Abschluß einer Chemotherapie zu ermöglichen (Fugger et al. 1991). Dazu werden unter hormoneller Stimulation Oozyten der
Patientin gewonnen und die In-vitro-Fertilisation durchgeführt. Anschließend werden die Embryonen bis zum intrauterinen Transfer nach Abschluß der Chemotherapie eingefroren und erst nach deren Abschluß implantiert.

Praxis der Sexualberatung

Diagnostisches Gespräch

Durch das naturwissenschaftlich geprägte Denken in der Medizin besteht eine Tendenz zur Reduzierung des Sexuellen auf meßbare biologisch-somatische Funktionen. Dies zeigt sich beispielsweise an den klassischen Untersuchungen des amerikanischen Forscherpaares Masters u. Johnson (1966), die in ihren Labors die Sexualität der Versuchspersonen auf das somatische Geschehen wie meßbare Muskelkontraktionen reduziert haben; die subjektiven Erlebnisqualitäten wurden dabei weitgehend außer acht gelassen. Tiefer (1993, S. 129) bemerkt dazu kritisch:

> *Da das medizinische Modell der Sexualität auf biologischen Normen und Standards basiert, beinhaltet es keine Vorstellung davon, daß Ereignisse wie Erektion und Orgasmus keine biologischen Grundprinzipien sind, sondern ihre Bedeutung durch Persönlichkeit, sexuelle Beziehung, bestimmte sexuelle Gewohnheiten und Erwartungen, Lebenserfahrung, Subkultur oder Zeitgeschichte erhalten.*

Spätestens bei der Konfrontation mit einer konkreten sexuellen Störung in der Sprechstunde zeigt sich die Schwierigkeit, mit einer scheinbar unvoreingenommen und wissenschaftlich objektivierenden Sichtweise das vom Patienten geschilderte Symptom zu verstehen und beratend bzw. therapeutisch damit umzugehen.

Die Fragen sollten sich deshalb in einem diagnostischen Gespräch nicht nur auf die sexuellen Funktionen, sondern auch auf das subjektive Erleben sowie die Zufriedenheit mit der Partnerschaft und der gemeinsamen Sexualität richten. Dieser Hinweis erscheint uns auch deshalb wichtig, weil einige empirische Untersuchungen belegen, daß viele Patienten trotz somatischer Funktionseinbußen mit ihrem Sexualleben nicht unzufrieden sind.

93

Wahl der Sprache. Voraussetzung für eine Diagnose ist die Erfassung aller relevanter Informationen; ein wesentliches „Untersuchungsinstrument" ist dabei die Sprache, in der sich Arzt und Patient miteinander verständigen. In unserer Alltagssprache fehlen jedoch häufig Begriffe, mit denen wir uns über das Sexuelle in adäquater Weise verständigen könnten. Dieses Phänomen wirkt sich auch unmittelbar auf die Sexualberatung aus, wie es Buddeberg (1996, S. 37) an folgendem Beispiel illustriert:

Angenommen, ein 16jähriger Jugendlicher kommt in Ihre Sprechstunde und möchte von Ihnen wissen, wie die körperlichen Reaktionen beim Geschlechtsverkehr sind. Welche der folgenden drei Erklärungen würde Ihnen am ehesten zusagen?

Variante 1: Umarmungen und Küsse versetzen Jungen und Mädchen in sexuelle Erregung. Das Mädchen wird naß, der Junge kriegt einen Steifen. Durch Fummeln mit den Fingern und der Zunge kann man die Erregung noch steigern. Auch Schwanz und Möse sind Geschlechtswerkzeuge, die einen in Fahrt bringen. Beim Höhepunkt sind dann beide in Gedanken etwas weg. Das Mädchen spürt ein Klopfen in der Möse, der Junge spürt den Höhepunkt am Samenerguß.

Variante 2: Die Umarmung und der Kuß führen bei den Partnern zu sexuellen Reaktionen. Beim Mädchen tritt vaginale Lubrikation ein, beim Jungen Erektion. Beide Reflexe sind im Sakralmark lokalisierbar. Manuelle oder orale Stimulation können die sexuellen Reaktionen noch steigern. Auch Penis und Vagina eignen sich zur sexuellen Stimulation. Beim Orgasmus tritt dann bei beiden eine leichte Bewußtseinsverschiebung ein. Das Mädchen spürt die Muskelkontraktionen der Vaginalmanschette, der Junge nimmt die Expulsion des Ejakulats wahr.

Variante 3: Die innige Umarmung zwischen Junge und Mädchen läßt beide ihr Verbundensein spüren. Wenn es dann unten feucht wird, wissen beide, daß sie zur körperlichen Vereinigung bereit sind. Beim Höhepunkt des Liebesspieles empfinden Junge und Mädchen sexuelle Lust, die sie aus gegenseitiger Verantwortung nicht bekämpfen müssen, sondern dankbar annehmen dürfen.

Das Beispiel läßt auch erahnen, welch unterschiedlichen Verlauf ein Beratungsgespräch nehmen kann, je nachdem, welche Art Sprache verwendet wird. Es ist deshalb wichtig, das Sprachniveau dem des Patienten anzupassen, z. B. von „Selbstbefriedigung" und nicht von „Masturbation" zu sprechen.

Rahmenbedingungen. Die Rahmenbedingungen einer ärztlichen Praxis oder der Klinik haben nicht unerhebliche Auswirkungen auf Verlauf und Inhalte von Arzt-Patient-Gesprächen, etwa die Länge der Wartezeiten oder die Strukturierung der Sprechstunde. Auch die Verhaltensweisen der Mitarbeiter sowie die jeweilige Art des Arztes, auf den Patienten zuzugehen, ihn zu begrüßen und anzusprechen, schaffen begünstigende oder störende Voraussetzungen für ein sexualmedizinisches Beratungsgespräch.

> *Ein Patient mit sexuellen Ängsten nach einer Karzinomerkrankung sucht in seiner Nachbarschaft einen Arzt für Neurologie und Psychiatrie auf, der auf seinem Praxisschild auch den Zusatztitel „Psychotherapie" führt. Nach der Aufnahme der Patientendaten wird bei ihm routinemäßig ein EEG abgeleitet und ihm eine Reihe neuropsychologsicher Fragebögen vorgelegt, noch bevor er sich gegenüber dem Arzt dazu äußern kann, warum er zu ihm kommt. Dieses Vorgehen verschreckt ihn so, daß er die Praxis wieder verläßt, noch bevor es zu einem Gespräch mit dem Arzt kommt.*

In gleicher Weise wirkt es irritierend, wenn sich der Arzt während eines vertraulichen Gesprächs nicht ausschließlich dem Patienten widmet, sondern gestreßt in den Unterlagen blättert, sich durch Telefonanrufe ablenken läßt, öfter aufsteht oder mit einer Mitarbeiterin Rücksprache hält. Auch die Anwesenheit eines Dritten (mit Ausnahme des Partners des Patienten) stört bei einem solchermaßen intimen Gespräch mehr, als sie nützt.

Geschlechtszugehörigkeit des Untersuchers. Auf die Frage, ob besser ein Mann eher mit Patienten bzw. eine Frau mit Patientinnen über das Thema Sexualität sprechen sollte, gibt es keine eindeutige Antwort. Die Qualität des Verstehens eines sexuellen Problems ist nicht primär geschlechtsgebunden.

> *Eine Frau hat nicht selbstverständlich den besseren Zugang zu einer Frau, nur weil sie selbst eine Frau ist, wenn sie möglicherweise durch Vorurteile oder eine gehemmte, ängstliche Haltung gegenüber ihrer Sexualität blockiert ist. Gleiches gilt für den Arzt, dessen ärztliche Kompetenz – auch als Oberarzt – nicht zwingend mit dem für dieses Gespräch notwendigen, vorurteilsfreien Einfühlungsvermögen korrespondieren muß (Frick-Bruder 1992).*

Es kann im Gegenteil hilfreich sein, die Erfahrung zu machen, daß man mit einem Angehörigen des anderen Geschlechts über ein sexuelles Problem sprechen kann und Verständnis und Akzeptanz dafür findet.

In manchen Fällen hilft es, den Patienten unmittelbar danach zu fragen: „Vielleicht ist es Ihnen ungewohnt, mit einem Mann (einer Frau) über dieses Thema offen zu sprechen." Dies eröffnet dem Patienten den Freiraum, über seine diesbezüglichen Ängste oder Schamgefühle zu sprechen. Die Frage beinhaltet aber auch das Angebot, bei zu großer Beeinträchtigung mit einem Behandler des eigenen (oder auch des anderen) Geschlechts sprechen zu können.

Alleine oder mit dem Partner? Sexuelle Störungen beeinträchtigen nicht nur den Patienten, sondern auch dessen Partner. Umgekehrt hat das Verhalten des Partners einen wichtigen Einfluß darauf, wie der Betroffene selbst seine Störung erlebt und verarbeitet. Wechselseitige unausgesprochene Phantasien über den Anderen und dessen sexuelles Erleben erschweren die Situation; es ist daher sinnvoll, den Partner so früh wie möglich in die Beratungsgespräche mit einzubeziehen, wenn der Patient dem zustimmt.

Psychische Begleiterkrankungen. Im Zusammenhang mit der Diagnostik und Therapieplanung sexueller Störungen ist auch das Erkennen zusätzlicher seelischer Belastungen und psychischer Störungen von Bedeutung, auch wenn über die Interaktionseffekte zwischen psychischen und sexuellen Störungsbereichen noch wenig bekannt ist. Die Fragen nach psychiatrischen Vorerkrankungen, der Einnahme von Psychopharmaka sowie psychotherapeutischen Vorbehandlungen gehören deshalb zum sexualmedizinischen Befund.

Ergebnisse aus einer Studie der Weltgesundheitsorganisation (Linden et al. 1996) zeigen, daß etwa 20 % der Patienten, die ihren Hausarzt aufsuchen, unter einer behandlungsbedürftigen psychischen Störung im Sinn der ICD-10 leiden. Das Spektrum umfaßt vor allem psychoreaktive und sonstige nichtpsychotische Störungen (Tabelle 13).

Im diagnostischen Gespräch sollte auch auf eine mögliche Komorbidität geachtet werden; beispielsweise leiden etwa 2,5 % der Patienten in Deutschland unter einer depressiven Störung *und* einer generalisierten Angsterkrankung (Linden et al. 1996).

Fragebogenverfahren. Fragebögen stellen eine sinnvolle Ergänzung des diagnostischen Gespräches dar und werden auch zur Beurteilung des Therapieerfolges eingesetzt. Grundsätzlich sollte der Fragebogen erst nach dem persönlichen Gespräch mit dem Arzt ausgehändigt werden, u. U. mit der Aufforderung, ihn zu Hause in Ruhe auszufüllen und zum nächsten Sprechstundentermin mitzubringen. In Deutschland sind derzeit folgende Selbstbeurteilungsbögen zur Sexualität gebräuchlich:

Tabelle 13. Häufigkeit psychischer Störungen in Allgemeinpraxen in Deutschland. (Linden et al. 1996)

Störungsbild	ICD-10 Klassifikation	Häufigkeit [%]
Depression, akut od. rezidivierend	F 32, F 33	8,6
Generalisierte Angsterkrankungen	F 41.1	8,5
Neurasthenie	F 48.0	7,5
Alkoholabhängigkeit	F 10.2	6,3
Somatisierungsstörungen	F 45.0	2,1

- Christmann F, Hoyndorf S (1988) Fragebogen zur sexuellen Zufriedenheit (FSZ),
- Chrombach-Seeber B, Chrombach G (1977) Fragebogen zur sexuellen Interaktion (Deutsche Version des Sexual Interaction Inventory von LoPiccolo u. Steger 1974),
- Langer D, Langer S (1988) Sexualfragebogen für Frauen,
- Langer D, Hartmann U (1992) Der Impotenzfragebogen (IFB),
- Sulz SKD (1991) Kurzanamnese-Fragebogen für Patienten,
- Zimmer D (1988) Anamnesefragebogen zur Sexualität und Partnerschaft (ASP),
- Zimmer D (1984) Tübinger Skalen zur Sexualtherapie (TSST).

Ergänzende diagnostische Informationen zur Lebensgeschichte und Beurteilung der Partnerschaft sind durch folgende Fragebögen zu erheben:

- Bienvenu MJ (19*) Kommunikation in der Partnerschaft – Selbstbeurteilungsverfahren (KP),
- Fahrner E-M (1983) Fragebogen zur soziosexuellen Unsicherheit
- Hahlweg K, Schindler L, Revenstorf D (1982) Fragebogen zur Lebensgeschichte und Partnerschaft (FLP).

Kommunikationsprobleme

Der Patient setzt häufig idealisierte Hoffnungen in den Arzt: er soll verständnisvoll, sachlich, aber auch persönlich, fachkompetent, geduldig und streßfrei sein und sich vor allem Zeit nehmen, wenn es um vertrauliche Inhalte geht. Die derzeit bestehenden Strukturen im stationären und ambulanten Bereich schaffen jedoch Bedingungen, unter denen ein solches „Beziehungsangebot" des Arztes nur schwer realisiert werden kann. Zwar wurde mit der Einführung des neuen EBM

u. a. versucht, der „sprechenden Medizin" mehr Gewicht zu geben, aber der zu beobachtende Punktwertverfall hat zu erheblicher Unruhe unter den niedergelassenen Vertragsärzten geführt. Die Auswirkungen der Einführung der arztgruppenbezogenen, fallzahlenabhängigen Praxisbudgets ab 1997 sind noch vollkommen unklar. Vor diesem Hintergrund und angesichts der steigenden Zahl niedergelassener Kollegen und des damit einhergehenden verschärften Wettbewerbs hat sich bei vielen Ärzten ein Gefühl existenzieller Bedrohung ausgebreitet. Zusammen mit den immer kürzer werdenden Verweilzeiten in den Krankenhäusern entwickeln sich u. a. zeitliche Rahmenbedingungen, die kaum noch ein Vertrauensverhältnis zwischen Behandelnden und Patienten entstehen lassen. Vertrauen ist aber für viele Menschen eine unumgängliche Voraussetzung, um über Sexualität sprechen zu können.

Schamgefühle. Vertrauen ist auch eine unumgängliche Voraussetzung dafür, die eigenen Schamgefühle überwinden zu können, die mit der Sexualität verbunden sind. Manchmal kann man den Patienten entlasten, indem man ihm während des Gesprächs und bei genauerem Nachfragen versichert, daß sich hinter den Fragen keine voyeuristische Neugierde verbirgt, sondern das Bemühen, die konkreten Ursachen seines sexuellen Problems näher eingrenzen zu können – nur dann ist eben auch eine erfolgreiche Behandlung möglich. Umgekehrt kann auch „Schamlosigkeit" zu einem Problem werden. Das wird an folgendem Erfahrungsbericht deutlich (Schneider 1990, S. 2):

> *Ich war sehr erstaunt, als eines Tages eine Patientin kommt, die mir im Erstgespräch ausführlich und breit über ihre Schwierigkeiten mit der Sexualität und über den Ehemann berichtet hatte, und ich geduldig und wahrscheinlich nicht ohne Neugier zugehört hatte, einige Tage später sich einen Termin geben ließ. Bei diesem forderte sie mich äußerst aggressiv auf, alles, was sie mir gesagt habe, könne für null und nichtig erklärt werden und sie fordert von mir die Herausgabe von Notizen über das Gespräch.*

Schneider kommentiert diesen Vorfall u. a. so: „Ich hätte bemerken sollen, daß sich die Patientin für ihre Verhältnisse viel zu weit vorgewagt hatte und ich sie hätte vorsichtig bremsen müssen, anstatt sie zu weiteren Erzählungen zu 'verführen".

Häufig hinterlassen diese Patienten beim Behandelnden nach dem Erstkontakt den Eindruck, ein beeindruckend „offenes" Gespräch geführt zu haben. Um so größer ist dann das Erstaunen, wenn der Patient weitere Gespräche ablehnt oder wie im eben geschilderten Fall ultimativ die Herausgabe der Gesprächsnotizen verlangt.

Bagatellisierung und Schweigen. Die Schamgefühle rufen manchmal eine Tendenz zur Bagatellisierung der sexuellen Probleme hervor. So schildert z. B. Fennesz (1991) das Verhalten einiger Frauen, die nach einer Hysterektomie die Wiederaufnahme eines regelmäßigen sexuellen Verkehrs angaben, bei denen sich jedoch in einer Nachuntersuchung herausstellte, daß dies aufgrund der Schleimhautatrophie sowie des engen Scheideneingangs gynäkologisch gesehen unmöglich erschien.

Während eines vertraulichen Gespräches über die Sexualität werden möglicherweise Punkte berührt, die zu sehr mit Schamgefühlen besetzt sind und dadurch ein Schweigen auslösen. Hier ist eine einfühlsame Reaktion wichtig, die das Gefühl des Patienten in akzeptierender Form anspricht, z. B.: „Es scheint Ihnen sehr schwer zu fallen, darüber zu sprechen." Keinesfalls darf der Versuch unternommen werden, die Abwehr des Patienten zu unterlaufen und durch möglichst geschicktes Fragen doch noch in ihn einzudringen. Gelingt es dem Patienten nicht, sich zu einer bestimmten Frage zu äußern, sollte dies akzeptiert und das Gespräch auf andere Inhalte gelenkt werden.

Hemmungen, das sexuelle Erleben des Patienten anzusprechen. Die häufig fehlende Weiterbildung in der ärztlichen Gesprächsführung wirkt sich auch direkt auf das Thema Sexualität aus. In Balint-Gruppen und sexualmedizinischen Weiterbildungsseminaren werden immer wieder Hemmungen geäußert, das Sexuelle anzusprechen, dem Patienten damit vielleicht zu nahe zu treten und aversive Reaktionen zu provozieren. Der Beratungsalltag zeigt, daß dies bei taktvollem Vorgehen jedoch ausgesprochen selten geschieht. Offene Fragen wie „Hat sich denn durch ihre Erkrankung etwas in ihrer Sexualität verändert?" lassen ebenso eine Abwehr zu (Pat.: „Nein, da ist alles normal!") wie auch ein schrittweises Sicheinlassen auf das Thema (Pat.: „Ja, aber es fällt mir schwer, darüber zu sprechen"). Grundsätzlich gilt: Das *Angebot* einer Sexualberatung sollte *immer* gemacht werden, es wird aber nicht von allen Patienten gewünscht oder in Anspruch genommen.

Unreflektierte eigene sexuelle Wert- und Normvorstellungen. Es existieren kaum menschliche Gesellschaften, in denen nicht mehr oder weniger explizite Regeln im Hinblick auf sexuelles Verhalten bestehen. Diese gesellschaftlichen Normen beeinflussen nicht nur den Patienten, sondern natürlich auch den behandelnden Arzt und damit in nicht unerheblichem Maße die Beratung von Patienten:

> *Nirgends sind die Schwierigkeiten, denen sich ein Arzt gegenübersieht, so groß wie auf sexuellem Gebiet. Sobald er mit irgendeinem damit in Beziehung stehenden Problem zu tun hat, kann er nicht umhin, seine eigenen Ansichten und Überzeugungen darüber zu enthüllen (Balint 1980, S. 306).*

99

Eine wichtige Voraussetzung für die Beratung eines Patienten ist daher die Auseinandersetzung mit den eigenen verinnerlichten Normen und Wertvorstellungen, die sonst einen störenden Einfluß auf die Arzt-Patient-Beziehung nehmen können. Auch Masters u. Johnson (1973) weisen darauf hin, daß es Aufgabe des behandelnden Arztes ist, eine von Vorurteilen freie Atmosphäre zu schaffen, damit Patienten unbelastet ihre eigenen sexuellen Werte, Vorstellungen und Praktiken offenlegen können.

Bei älteren Patienten ist besonders darauf zu achten, daß nicht eigene Stereotype über das Alter ungewollt die Gesprächsinhalte oder beispielsweise eine Indikationsstellung beeinflussen (vgl. S. 6 ff).

Defizitorientiertheit des Gesprächs. Die Erfassung einer somatischen Krankheitsanamnese ist von ihrer Fragestellung her eher pathophil und defizitorientiert, d. h., sie fragt nach Krankheiten, Symptombildungen oder Funktionsausfällen usw. Dieser Ansatz ist als Einführung zum Thema Sexualität ungeeignet, da die Patienten ihre sexuellen Probleme häufig selbst als „Versagen" interpretieren. Es wirkt entlastend, zunächst nach der *Zufriedenheit* mit der Sexualität zu fragen oder das Gespräch mit der Frage zu eröffnen, ob die Erkrankung und deren Behandlung *Veränderungen* in der Sexualität verursacht habe.

Diese Form eines eher ressourcenorientierten Fragens vermeidet auch die genitale Zentrierung, die bei irreversiblen Funktionseinbußen für alle Beteiligten zu einer Falle wird: Für den Patienten, der die Fähigkeit zum Koitus unter allen Umständen wiedergewinnen möchte, wie auch für den behandelnden Arzt, der sich andere Formen sexueller Befriedigung vielleicht nur schwer vorstellen kann.

Sexualanamnese

Die Sexualanamnese dient der Erfassung aller relevanten Informationen, um eine Analyse der Ursachen einer sexuellen Störung vornehmen und daraus therapeutische Strategien ableiten zu können. Bei der Diagnostik und Therapie krankheitsbedingter sexueller Störungen ist darauf zu achten, daß in vielen Fällen bereits vor Ausbruch der jetzigen Erkrankung eine sexuelle Beeinträchtigung unterschiedlichster Ursache vorlag.

Eine Untersuchung von Buddeberg et al. (1984) belegt, daß bei 29 % der Frauen und 25 % der Männer, die ihren Allgemeinarzt wegen irgendwelcher Beschwerden aufsuchen, länger andauernde sexuelle Schwierigkeiten vorliegen (s. auch Ende et al. 1984; Frank et al. 1972; Moore u. Goldstein 1980; Ronne et al. 1980). Daher ist in jedem Fall eine gründliche Anamneseerhebung notwendig, um eine zutreffende Problemanalyse und daraus resultierende therapeutische Maßnahmen ergreifen zu können.

Übersicht 5: Aufbauschema einer Sexualanamnese

- Aktueller medizinischer Befund, körperliche Einschränkungen und Beschwerden, Vorerkrankungen und damit verbundene therapeutische Maßnahmen
- Eröffnungsfrage: „Hat sich durch Ihre Erkrankung etwas in Ihrer Sexualität verändert?"
- Genaue Exploration der aktuellen sexuellen Problematik
- Dauer der Störung; hat sie sich im Lauf der Zeit verändert?
- Gibt es Symptomschwankungen?
- Wie hat sich der Patient bzw. das Paar die sexuelle Störung erklärt, wie darauf reagiert?
- Hat das Paar über das sexuelle Problem sprechen können?
- Hat sich die Partnerbeziehung durch die sexuelle Störung verändert?
- Begünstigende bzw. die Symptomatik verstärkende Faktoren (z. B. Vermeidungsverhalten)
- Welche Behandlungsversuche haben bisher stattgefunden?
- Sexualität vor dem Auftreten der jetzigen Erkrankung
- Aktuelle Lebenssituation: Partnerschaft, Kinder, Beruf, soziale Belastungen
- Wo liegen die Stärken und Schwächen der Beziehung?

Da in einer normalen ärztlichen Sprechstunde häufig nur eine begrenzte Zeit zur Verfügung steht, kann sich die Erhebung einer Sexualanamnese über mehrere Konsultationen hinziehen.

Inhaltliche Gliederung. Eine Sexualanamnese sollte inhaltlich einem durchdachten Aufbauschema folgen (s. Übersicht); an ihrem Ende sollten die wichtigsten Fakten durch den Untersucher zusammengefaßt und eine vorläufige Beurteilung über die Ursachen der vorliegenden sexuellen Störung abgegeben werden. Anschließend werden die weiteren Möglichkeiten des Vorgehens erörtert und die somatischen oder psychotherapeutischen Behandlungsmöglichkeiten dargestellt.

Problemanalyse

Die Bedeutung des ärztlichen Gesprächs für Diagnostik und Therapie ist unbestritten; es erfordert vom Arzt neben seiner Fachkompetenz aber auch eine kommunikative, vor allem interaktive Kompetenz. Bei einem Gespräch über ein sexuelles Problem sind sowohl die inhaltliche Ebene (*was* wird berichtet) als auch die Beziehungsebene (*wie* verläuft das Gespräch) bedeutsam. Der Patient ist hier auf die Einfühlsamkeit und Gesprächsbereitschaft seines Arztes angewiesen, denn eine Reduktion auf das Abfragen von Fakten und konkrete sachliche Informationen reicht häufig nicht aus, um eine sexuelle Störung erfolgreich behandeln zu können. Die systematische Beachtung und Reflexion der Form der Beziehungsgestaltung durch den Patienten vermittelt in vielen Fällen zusätzliche wichtige Hinweise und ermöglicht erst eine umfassende Analyse der vorliegenden Störung.

101

Die Problemanalyse reflektiert somatische, intrapsychische, paardynamische und andere die Sexualität beeinflussende Faktoren, die an der Entstehung und Aufrechterhaltung einer sexuellen Störung beteilgt sind (z. B. Selbstwertstörung durch Arbeitslosigkeit). Es ist davon auszugehen, daß bei vielen Symptombildern mehrere Ursachenfaktoren beteiligt sind und in den Therapieempfehlungen Berücksichtigung finden müssen (Abb. 4).

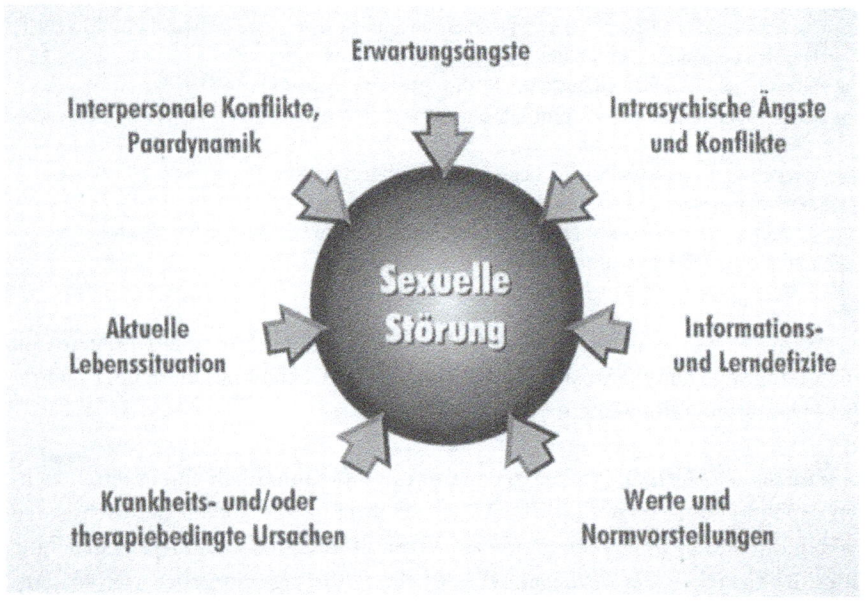

Abb. 4. Ursachen sexueller Funktionsstörungen

Arentewicz u. Schmidt (1993) unterscheiden dabei 6 verschiedene Kategorien von Ursachenfaktoren:

- organische Ursachen,
- Erwartungsängste,
- Informations- und Erfahrungsdefizite,
- Normen und Wertvorstellungen,
- intrapsychische Ängste und Konflikte,
- interpersonale Konflikte.

Organische Ursachen. In der Fachwelt werden zum Teil erbitterte Diskussionen über den Anteil somatischer Faktoren an der Entstehung sexueller Funktionsstörungen geführt. So schreiben etwa Wokalek et al. (1995, S. 156):

„Neue diagnostische Methoden und ihre standardisierte Anwendung konnten aufzeigen, daß einem Großteil aller Erektionsstörungen ein organisches Korrelat zugrunde liegt". Eine kritische Stellungnahme zum Verhältnis von Organo- und Psychogenese findet sich bei Sigusch (1996, S. 106–124).

Die Ausführungen in den vorhergehenden Kapiteln belegen, daß nervale, endokrine, metabolische, vaskuläre, urogenitale und onkologische Krankheitsbilder sowie die medizinisch notwendig werdenden therapeutischen Maßnahmen die Sexualität in direkter Weise beeinträchtigen können (Tabelle 14). Die Abbildungen 5 (S. 105) und 6 (S. 106) zeigen die neuronalen Strukturen, die für die sexuellen Funktionen verantwortlich sind und die bei operativen Eingriffen geschädigt werden können. Es bedarf bei der Ursachenanalyse genauer Kenntnisse der jeweiligen Erkrankung, des therapeutischen Vorgehens und der daraus resultierenden anatomischen Schädigungen oder pathophysiologischen Veränderungen.

Andererseits darf der psychosoziale Aspekt nicht übersehen werden. Seelische Faktoren beeinflussen in jedem Fall die Problemdefinition des Patienten, seine Reaktion auf die Diagnose, seine Entscheidungen bezüglich einer weiterführenden Diagnostik oder Therapie und die dazu notwendige Compliance. Auch die Auswirkungen auf das Selbstwerterleben, die Partnerschaft und die spätere sexuelle Zufriedenheit werden oft weniger durch das objektive Ausmaß der organischen Schädigung als durch andere Faktoren (z. B. eheliche Zufriedenheit) bestimmt.

Erwartungsängste. Erwartungsängste verstärken in der Form von Selbstverstärkungsmechanismen Funktionsstörungen und bewirken ein zunehmendes Vermeidungsverhalten. So kann die ängstliche Erwartung eines Mannes, ob er postoperativ noch über eine ausreichend feste Erektion verfügt, die sexuelle Erregung blockieren und dadurch die Ausbildung einer Erektion verhindern. Beim nächsten Versuch wird die Erwartungsangst möglicherweise noch größer sein („Klappt es diesmal?"). Die damit einhergehende verstärkte Selbstbeobachtung macht die Entwicklung einer Erektion noch unwahrscheinlicher.

Nach mehreren „erfolglosen" Versuchen kommt es häufig zu einem wachsenden Vermeidungsverhalten, d. h., der Betreffende sucht die ihn verunsichernde und beschämende Situation zu vermeiden.

Informations- und Erfahrungsdefizite. Irreführende Vorstellungen über die eigene Erkrankung oder die des Partners sowie die Sexualität können ebenso zur Entstehung und Aufrechterhaltung einer sexuellen Störung beitragen. So schildert

Tabelle 14. Zusammenfassung der neuronalen Kontrolle der Genitalreflexe beim Mann. Nach Schmidt u. Thews; aus Birbaumer u. Schmidt 1996

	Erektion	Emission und Ejakulation	Orgasmus
Afferenzen	Von Glans penis und umliegenden Geweben zu Sakralmark (im N. pudendus)	Von äußeren und inneren Geschlechtsorganen zum Sakralmark (Nn. pudendus und splachnicus pelvinus) und zum Thorakolumbalmark (Plexus hypogastricus), Afferenzen von Skelettmuskulatur	Vorhanden, wenn mind. ein afferenter Eingang intakt (von Genitalien zu Sakral- oder Thorakolumbalmark, von Skelettmuskulatur zu Sakralmark)
Vegetative Efferenzen	1. Parasympathisch sakral 2. Sympathisch thorakolumbal (psychogen)	Sympathisch thorakolumbal (reflektorisch und psychogen)	
Somatische Efferenzen	–	Zu Mm. bulbo- und ischiocavernosi; Beckenbodenmuskulatur	
Sakralmark zerstört	Vorhanden bei 25 % der Patienten (psychogen), thorakolumbal	Emission vorhanden, wenn Erektion auslösbar (psychogen)	Vorhanden
Rückenmark im oberen Thorakal- oder Zervikalmark zerstört	Fast immer vorhanden (reflektorisch)	Fast nie vorhanden	Fast immer

beispielsweise der Partner einer Frau mit Zervixkarzinom in der Paarberatung seine Ängste, sich bei seiner Frau „anstecken" zu können. Ein anderes Beispiel: Zahlreiche Herzinfarktpatienten fürchten den „Liebestod" durch Überbelastung ihres Herzens und vermeiden deshalb jegliche sexuelle Aktivität. Ebenso erschweren Lerndefizite die Bewältigung sexueller Störungen, z. B. wenn es um

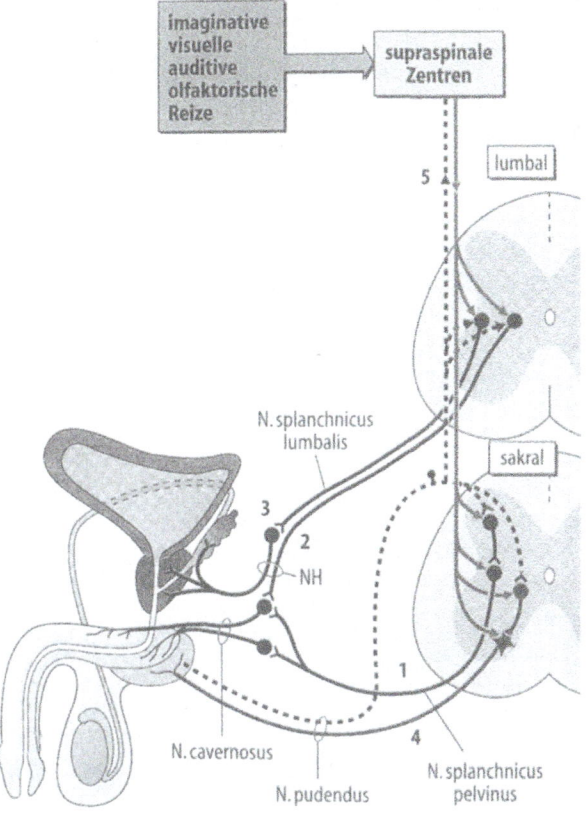

Abb. 5. Innervation und spinale Reflexbögen zur Regulation männlicher Geschlechtsorgane. 1 Parasympathische Neurone zu erektilem Gewebe; 2 sympathische Neurone zu erektilem Gewebe; 3 sympathische Neurone zu Ductus deferens, Prostata, Samenbläschen und Blasenhals; 4 Motoaxone; 5 aszendierende und deszendierende Bahnen. Interneurone im Rückenmark sind z. T. weggelassen. NH N. hypogastricus. (Nach Jänig, aus: Birbaumer u. Schmidt 1996)

den Aufbau neuer Formen der sexuellen Befriedigung geht, zu denen der Betreffende bisher überhaupt keinen Zugang hatte.

Normen und Wertvorstellungen. Über die Erziehung und den Einfluß der Medien werden Normen und Wertvorstellungen über die Sexualität vermittelt, die das sexuelle Erleben und Verhalten in vielfältiger Weise beeinflussen (s. Kap. s. S. 9 f). In unserer Kultur ist beispielsweise eine deutliche Prägung der Sexualität durch das Leistungs- und Anspruchsdenken zu beobachten: In ihr soll alles möglich sein, und deshalb sollen auch im sexuellen Bereich Spitzenleistungen erbracht

105

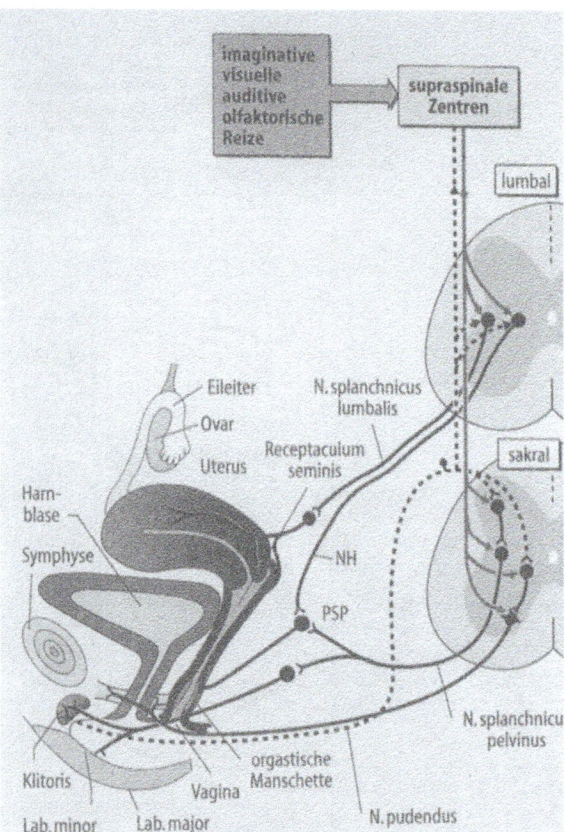

Abb. 6. Innervation der weiblichen Geschlechtsorgane. PSP Plexus splanchnicus pelvinus; weitere Erklärungen s. Abb. 5. (Nach Jänig, aus: Birbaumer u. Schmidt 1996)

werden. Dann wird nicht danach gefragt, wie oft eine Frau und ein Mann das Bedürfnis empfinden, miteinander zärtlich zu sein, sondern das Zusammensein wird plötzlich dadurch bestimmt, wie oft „ein Durchschnittspaar" pro Woche miteinander verkehrt. Solche Unreflektierten Normen und Wertvorstellungen behindern in einigen Fällen die Bewältigung eines sexuellen Problems und müssen im ärztlichen Gespräch einer Bearbeitung zugeführt werden.

Intrapsychische Ängste und Konflikte. Die Psychoanalyse hat eine Vielzahl von Ängsten und Konflikten identifiziert, die in bewußter oder unbewußter Form das sexuelle Erleben und Verhalten eines Menschen beeinflussen können. Dazu zählen Geschlechtsidentitätsängste, Ängste vor einem strafenden Über-Ich, Versagensängste, Ängste vor dem anderen Geschlecht, vor Überwältigung oder auch die Folgen traumatischer Mißbrauchserfahrungen. Die sexuelle Störung wird vor diesem Hintergrund als eine Symptombildung verstanden, die vor der Entwicklung bedrohlicher Ängste schützt. Das durch die sexuelle Störung bedingte Leid ist geringer als die Angst, die durch eine sexuellen Handlung ausgelöst würde.

Umgekehrt können somatische Erkrankungen und therapeutische Maßnahmen frühere Ängste und Konflikte mobilisieren, die vor der Konfrontation mit der Krankheit erfolgreich abgewehrt wurden. So wird eine Patientin mit einer aus ihrer Lebensgeschichte verstehbaren sehr unsicheren weiblichen Geschlechtsidentität möglicherweise auf eine Mammaablatio mit deutlich mehr Angst reagieren als eine andere Frau, die über eine stabile weibliche Identität verfügt.

Interpersonale Konflikte. Im deutschsprachigen Raum hat sich J. Willi (1975, 1978) systematisch mit den interpersonalen Konstellationen in der Ehe beschäftigt und den Begriff der „Kollusion" geprägt. Er versteht darunter ein gemeinsames, meist unbewußtes Arrangement der Partner, in dem sie versuchen, miteinander und aneinander ein neurotisches Problem zu bewältigen oder zumindest auszuagieren. Die Analyse unbewußter Beziehungskonflikte zwischen Partnern kann dadurch ein sexuelles Problem als eine gemeinsame Symptombildung verstehbar machen (s. auch Mentzos 1976). Arentewicz u. Schmidt (1993) beschreiben typische Beziehungskonflikte, die sich auf die gemeinsame Sexualität auswirken:

● *Wendung gegen den Partner:* Beziehungskonflikte werden auf sexuellem Gebiet im Sinne eines Machtkampfes ausgetragen.
● *Ambivalenzprobleme:* Durch die sexuellen Probleme wird ein Nähe-Distanz-Konflikt ausgetragen.
● *Delegationsprobleme*: Mittels der sexuellen Störung wird ein anderes Problem verdeckt.
● *Gemeinsames Arrangement:* Beide Partner ziehen aus der sexuellen Störung einen Nutzen.
Dazu ein Beispiel:

> *Ein Mann wirft seiner Frau immer wieder vor, sexuell nicht ausreichend aktiv zu sein und ihn viel zu selten zu verführen. Bei der Analyse der Beziehungsstruktur wird deutlich, daß der Mann sich in unbewußter Absicht genau diese Frau „gewählt" hat, da ihn eine sexuell aktivere Frau viel zu sehr ängstigen würde.*

Die interpersonale Perspektive bestätigt sich oft durch den Verlauf von Einzeltherapien bei sexuellen Funktionsstörungen: Wenn der „Patient" sein sexuelles Symptom verliert, entwickelt plötzlich der bisher „gesunde" Partner ein sexuelles oder auch anderes neurotisches Symptom.

Das Vorgehen bei der körperlichen Untersuchung wird in den entsprechenden Lehrbüchern ausführlich dargestellt; auf ihre Darstellung wird deshalb hier verzichtet.

Larvierte sexuelle Störungen

Die klinische Erfahrung zeigt, daß sich hinter körperlichen Symptomen ein sexuelles Problem verbergen kann. Urologische oder gynäkologische Beschwerdebilder wie Unterleibsschmerzen, Blutungsstörungen, Juckreiz und Fluor sowie Miktonsbeschwerden sind dann Ausdruck einer indirekten bzw. larvierten Sexualstörung. Als Beispiel dient die Schilderung des Behandlungsverlaufs einer 33jährigen Patientin mit einem Rektumkarzinom.

Die Patientin wird wegen chronischer Schmerzen im Bereich des Rektums dem psychosomatischen Konsiliarius vorgestellt: Die Beschwerden seien Folge einer Strahlenproktitis, die eigentlich schon längst abgeheilt sein müßte. Es werde jetzt überlegt, ein protektives Stoma anzulegen; zuvor wolle man jedoch eine mögliche psychosomatische Genese der Beschwerden abklären lassen.

Zur Anamnese: Im Rahmen einer Schwangerschaftsuntersuchung bei ihrer 2. Schwangerschaft habe man ein tiefsitzenden Rektumkarzinom entdeckt. Auf Anraten der Ärzte sei eine Abtreibung vorgenommen, anschließend die Geschwulst operativ entfernt und eine lokale Bestrahlung durchgeführt worden. Seit diesem Zeitpunkt leide sie unter unerträglichen Schmerzen im Analbereich, die trotz Anwendung lokaler Medikamente und der Einnahme unterschiedlichster Schmerzmittel einfach nicht besser würden. Mehrere rektoskopische Kontrolluntersuchungen hätten keinen organischen Befund erbracht, der das hartnäckige Weiterbestehen der Symptomatik erklären könnte. Man habe ihr jetzt – wohl eher aus Hilflosigkeit heraus – empfohlen, einen Psychologen zu konsultieren.

Aus ihrer Lebensgeschichte berichtet die Patientin folgendes: Der Vater sei von Beruf Schreiner gewesen, die Mutter habe die 5 Kinder versorgt sowie eine Nebenerwerbslandwirtschaft betrieben. Die Familie sei „arm wie die Kirchenmäuse" gewesen, es sei daher nie Zeit für Spiele oder andere kindliche Bedürfnisse geblieben. Ihre älteren Geschwister hätten der Mutter bei der Feldarbeit geholfen, die Patientin selbst sei so etwas wie ein Laufbursche für alle anderen Familienmitglieder gewesen. Die

Erziehung habe die Entwicklung einer starke Leistungsorientierung gefördert, die sie bis heute in sich spüre.

Als sie über ihre Ehe berichtet, fällt auf, daß sie mit keinem Wort über ihre Sexualität spricht. Erst auf Nachfrage gelingt es ihr unter großer Überwindung, ein sexuelles Problem – wie sie sagt – zu „gestehen". Sie fühle sich nicht als Frau und empfinde kaum sexuelle Wünsche. Schon in ihrem Elternhaus sei nie offen über Sexualität gesprochen worden; sie habe die Eltern auch nie nackt gesehen. Die Mutter habe immer Angst vor einer erneuten Schwangerschaft gehabt und den Vater als zudringlich und uneinfühlsam beschrieben. Sie habe sich jedoch nie zur Wehr gesetzt, sondern sei der Devise gefolgt: „Augen zu und durch!"

In der folgenden Therapiesitzung kommt sie zu spät und berichtet dann, daß sie mit widersprüchlichen Gefühlen komme. „Nach der letzten Stunde bin ich ganz aufgeregt gewesen. Ich dachte, jeder sieht es mir auf der Straße an, daß ich darüber gesprochen habe. Dabei ist das etwas, über das ich sonst mit niemandem spreche". Nur schrittweise ist es in der Folge möglich, die mit dem Thema Intimität verbundenen heftigen Schamgefühle zu überwinden und daran weiterzuarbeiten. In ihrer Ehe gebe es von Anfang an ein Problem: Die Initiative zur Sexualität gehe immer von ihrem Mann aus, sie selbst empfinde gar kein Bedürfnis danach. Manchmal verspüre sie sogar den Gedanken: „Wenn er mich doch damit in Ruhe lassen würde!". Durch die Schmerzsymptomatik in Folge der Krebserkrankung komme es jetzt zu keinem sexuellen Kontakt mehr – ihr tue in diesem Bereich alles weh. Ihr Mann nehme, wenn auch manchmal murrend, Rücksicht auf sie: „Jetzt laß das erst mal alles richtig ausheilen und in Ordnung kommen, dann schlafen wir wieder miteinander." Als die Patientin vorsichtig darauf angesprochen wird, ob ihr das nicht im Grunde recht sei, sagt sie: „Ich muß gestehen, ich habe auch schon überlegt, wie ich mit unserer Sexualität umgehen würde, wenn ich keine Schmerzen mehr hätte." Und in der nächsten Stunde: „Wissen Sie, was ich nach der letzten Behandlungsstunde bei Ihnen gedacht habe: Mein Gott, vielleicht bist Du sogar froh, daß du diese Beschwerden hast, denn dann hast du eine Ausrede, warum es einfach nicht geht. Es tut eben einfach alles weh." Der Therapeut kommentiert: „Wenn Sie das zu Ende denken, hieße das ja, daß sie gar nicht gesund werden dürfen, also die Schmerzen gar nicht verlieren dürfen."

109

In den folgenden Behandlungsstunden war es der Patientin möglich, die Zusammenhänge zwischen ihren aus ihrem Elternhaus resultierenden Bildern und Vorstellungen über Sexualität zu besprechen und schrittweise in Frage zu stellen. So meinte sie in einer Stunde: „Wissen Sie, in der letzten Stunde haben sie zu mir gesagt, daß man Konflikte nur dadurch wirklich bewältigen kann, wenn man darüber spricht, vielleicht sogar erst einmal eine gemeinsame Sprache finden muß. Die haben mein Mann und ich aber nicht. Ich weiß, daß ich vieles, was ich Ihnen sage, eigentlich auch meinem Mann sagen müßte – aber irgendwie packe ich das noch nicht. Ich weiß gar nicht, wie er darauf reagieren würde, wenn ich ihm sage, daß ich vielleicht an einem Abend zwar von ihm gestreichelt und in seinen Armen liegen möchte, aber keine Lust darauf habe, mit ihm zu schlafen. Wahrscheinlich muß ich das erst lernen – sonst wird es zwischen uns nie besser."

Katamnese: Im Rahmen von insgesamt 14 Behandlungsstunden kam es bei der Patientin zu einer schrittweisen Einsicht in die Bedeutung der Störung und zu einer Besserung der Schmerzsymptomatik.

Die Falldarstellung zeigt, daß sich auch hinter anderen Symptombildungen ein sexuelles Problem verbergen kann; ohne dessen Kenntnis und die der ihm zugrundeliegenden Psychodynamik bleiben dann jedoch auch alle auf das „vorgeschobene" somatische Symptom zentrierten Behandlungsversuche zum Scheitern verurteilt.

Sexualmedizinischer Befund

Der sexualmedizinische Befund umfaßt die Ergebnisse der organmedizinischen und der psychologischen Untersuchung. Dabei sind neben den unmittelbar im Zusammenhang mit der sexuellen Störung relevanten psychopathologischen Auffälligkeiten auch evtl. vorhandene andere psychische Störungen zu erfassen. Die biographische Anamnese und die Sexualanamnese bieten wichtige zusätzliche Informationen zum Verständnis der aktuellen Störung.

Der objektive Befund und das damit verbundene subjektive Leiden des Betroffenen können sich sehr unterscheiden. Eine Untersuchung mit dem Titel *Häufigkeit sexueller Funktionsstörungen bei „normalen" Paaren* belegt beispielsweise, daß von 100 Paaren, die sich selbst als „glücklich" bezeichnen, eine Mehrheit über verschiedenste sexuelle Funktionsstörungen und/oder sexuelle Schwierigkeiten berichtet (Frank et al. 1978). Nur 40 % erleben ihre sexuelle Beziehung als „sehr befriedigend"; dennoch schätzt die Mehrzahl der Befragten die Probleme als gering ein, würde denselben Partner wieder heiraten und hat den Eindruck, daß ihre Ehe im Vergleich zu anderen besser ist.

Gleiches gilt für sexuelle Störungen als Folge somatischer Erkrankungen: der objektive Befund muß nicht mit dem subjektiven Maß an Beeinträchtigung übereinstimmen. So berichten in einer Studie von Schover (1986) 90 % der befragten Männer über eine Erektionsstörung nach Zystektomie, jedoch nur 48 % geben auch eine Unzufriedenheit mit ihrem Sexualleben an. Frauen berichten in einer Studie von Nordström u. Nyman (1992) von einer starke Abnahme ihrer sexuellen Wünsche als Folge einer Krebserkrankung, jedoch nur 10 % sind mit ihrem Sexualleben unzufrieden.

Für die Befunddokumentation können die in der Bundesrepublik gebräuchlichen statistischen Klassifikationssysteme verwandt werden: die *Internationale statistische Klassifikation der Krankheiten und verwandter Gesundheitsprobleme* in der derzeit gültigen 10. Revision (ICD-10, 1994) sowie das von der Amerikanischen Psychiatrischen Vereinigung entwickelte *Diagnostische und Statistische Manual psychischer Störungen* (DSM-IV 1996). Die von der Weltgesundheitsorganisation WHO herausgegebene ICD-10 legt ihren Schwerpunkt vor allem auf eine interkulturelle Perspektive und eine Anwendbarkeit auch in der Dritten Welt, während das DSM eher nach forschungsorientierten Gesichtspunkten aufgebaut ist. Es findet daher vor allem in der psychiatrischen, psychopathologischen und klinisch-psychologischen Forschung Anwendung.

Internationale statistische Klassifikation der Krankheiten und verwandter Gesundheitsprobleme (ICD)

In der ICD-10 finden sich im Kapitel V („Psychische und Verhaltensstörungen") unter der Rubrik F 52 sexuelle Funktionsstörungen, die *nicht* durch eine organische Störung oder Krankheit verursacht werden (Tabelle 15). Im Gegensatz zum DSM-IV ist hier eine Klassifikation der sexuellen Funktionsstörungen nach ätiologischen Subtypen (z. B. opiatinduziert) nur sehr eingeschränkt möglich.

Diagnostisches und statistisches Manual psychischer Störungen (DSM)

Im Gegensatz zur ICD ist bei dem DSM-IV eine Klassifikation der sexuellen Funktionsstörungen in verschiedene Subtypen nach ätiologischen Faktoren möglich:

- *Sexuelle Funktionsstörung aufgrund psychischer Faktoren:* Psychische Faktoren werden als hauptsächlich maßgeblich angesehen für den Beginn, die Schwere, die Exazerbation oder die Aufrechterhaltung einer Störung.

Tabelle 15. Klassifikation psychogener sexueller Funktionsstörungen nach ICD-10

ICD-10-Code	Sexuelle Funktionsstörung, <u>nicht</u> verursacht durch eine organische Störung oder Krankheit
F 52.0	Mangel oder Verlust von sexuellem Verlangen
F 52.1	Sexuelle Aversion und mangelnde sexuelle Befriedigung
F 52.2	Versagen genitaler Funktionen (Erektion, Lubrikation)
F 52.3	Orgasmusstörung
F 52.4	Ejaculatio praecox
F 52.5	Nichtorganischer Vaginismus
F 52.6	Nichtorganische Dyspareunie
F 52.7	Gesteigertes sexuelles Verlangen
F 52.8	Sonstige sexuelle Funktionsstörung, nicht verursacht durch eine organische Störung oder Krankheit
F 52.9	Nicht näher bezeichnete sexuelle Funktionsstörung, nicht verursacht durch eine organische Störung oder Krankheit

● *Sexuelle Funktionsstörungen aufgrund kombinierter Faktoren:* Ausschließlich durch medizinische Krankheitsfaktoren bedingte Störungen oder solche, bei denen medizinische Krankheitsfaktoren oder ein Substanzgebrauch (z. B. Nebenwirkungen von Medikamenten) zu der Funktionsstörung beitragen.

Wird die sexuelle Funktionsstörung als ausschließlich durch die körperliche Wirkung eines bestimmten medizinischen Krankheitsfaktors verursacht angesehen, so wird die Diagnose „sexuelle Funktionsstörung aufgrund eines medizinischen Krankheitsfaktors" gestellt. Wird die Störung ausschließlich durch die körperliche Wirkung einer Droge, eines Medikaments oder der Exposition gegenüber einem Toxin verursacht, lautet die Diagnose „substanzinduzierte sexuelle Funktionsstörung". Die Hauptdiagnose einer sexuellen Funktionsstörung mit dem Subtypus „aufgrund kombinierter Faktoren" wird dann gestellt, wenn eine Kombination aus psychischen Faktoren mit entweder einem medizinischen Faktor oder einer Substanz als ätiologisch bedeutsam gilt.

Als *diagnostische Kriterien* für sexuelle Funktionsstörungen aufgrund eines *medizinischen Krankheitsfaktors* werden folgende Befunde genannt (Tabelle 16):

● Eine klinisch bedeutsame sexuelle Funktionsstörung, die zu deutlichem Leiden oder zwischenmenschlichen Schwierigkeiten führt, steht im Vordergrund des klinischen Bildes.

Tabelle 16. Klassifikation sexueller Funktionsstörungen aufgrund eines medizinischen Krankheitsfaktors gemäß DSM-IV

DSM-IV-Code	Sexuelle Funktionsstörung aufgrund eines medizinischen Krankheitsfaktors
625.8	Störung mit verminderter sexueller Appetenz bei der Frau aufgrund von ... (benenne den medizinischen Krankheitsfaktor)
608.89	Störung mit verminderter sexueller Appetenz beim Mann aufgrund von ...
607.84	Erektionsstörung bei Mann aufgrund von ...
625.0	Dyspareunie bei der Frau aufgrund von ...
608.89	Dyspareunie beim Mann aufgrund von ...
625.8	Andere sexuelle Funktionsstörung bei der Frau aufgrund von ...
608.89	Andere sexuelle Funktionsstörung beim Mann aufgrund von ...

● Die Vorgeschichte, die Laborbefunde oder die körperliche Untersuchung haben Nachweise erbracht, daß die Funktionsstörung vollständig durch die direkte körperliche Wirkung eines medizinischen Krankheitsfaktors erklärbar ist.
● Das Störungsbild kann nicht besser durch eine andere psychische Störung (z. B. eine Major Depression) erklärt werden.

Bei der Kodierung der Diagnose werden sowohl die spezifische Beschreibung der Funktionsstörung als auch der medizinische Krankheitsfaktor benannt, der als ursächlich für die Funktionsstörung angesehen wird (z. B. Ziffer 607.84: Erektionsstörung beim Mann aufgrund eines Diabetes mellitus) (Tabelle 16).

In gleicher Weise lassen sich die sexuellen Funktionsstörungen kodieren, die aufgrund von *Substanzeinwirkungen* wie z. B. Zytostatika ausgelöst werden (Tabelle 17). Neben der Kodierung „substanzinduzierte sexuelle Funktionsstörung" können folgende Zusatzkodierungen vergeben werden:

● *Mit Beeinträchtigung der Appetenz:* Im Vordergrund steht das Fehlen oder der Mangel der sexuellen Appetenz.
● *Mit Beeinträchtigung der Erregung:* Eine beeinträchtigte sexuelle Erregung (z. B. erektile Dysunktion, beeinträchtigte Lubrikation) steht im Vordergrund.
● *Mit beeinträchtigtem Orgasmus:* Im Vordergrund steht ein beeinträchtigter Orgasmus.
● *Mit sexuell bedingten Schmerzen:* In diesem Fall stehen Schmerzen in Verbindung mit dem Geschlechtsverkehr im Vordergund.

113

Tabelle 17. Klassifikation substanzinduzierter sexueller Funktionsstörungen gemäß DSM-IV

DSM-IV Code	Substanzinduzierte sexuelle Funktionsstörung
291.8	Alkoholinduzierte sexuelle Funktionsstörung mit ... (benenne das im Vordergrund stehende Störungsbild)
292.89	Durch Amphetamin (oder durch amphetaminähnliche Substanz) induzierte sexuelle Funktionsstörung mit ...
292.89	Opiatinduzierte sexuelle Funktionsstörung mit ...
292.89	Sedativum-, hypnotikum- oder anxiolytikuminduzierte sexuelle Funktionsstörung mit ...
292.89	Durch andere (oder unbekannte) Substanz induzierte sexuelle Funktionsstörung mit...

Als *diagnostische Kriterien* werden für die substanzinduzierten *sexuellen Funktionsstörungen* genannt:

- Eine klinisch bedeutsame sexuelle Funktionsstörung, die zu deutlichem Leiden oder zwischenmenschlichen Schwierigkeiten führt, steht im Vordergrund des klinischen Bildes.
- Die Vorgeschichte, die körperliche Untersuchung oder die Laborbefunde haben Nachweise dafür erbracht, daß die sexuelle Funktionsstörung vollständig durch eine Substanzeinnahme erklärt wird:
  - die Symptome sind während oder innerhalb eines Monats nach einer Substanzintoxikation entstanden;
  - die eingenommenen Medikamente stehen in ätiologischem Zusammenhang mit dem Störungsbild.
- Das Störungsbild kann nicht besser durch eine sexuelle Funktionsstörung erklärt werden, die *nicht* substanzinduziert ist.

Folgende Merkmale können belegen, daß die Symptome besser durch eine sexuelle Funktionsstörung erklärt werden können, die nicht substanzinduziert ist:

- Die Symptome sind bereits vor dem Beginn des Substanzgebrauches oder der Substanzabhängigkeit (oder der Medikamenteneinnahme) aufgetreten.
- Im Anschluß an das Ende der Intoxikation persistieren die Symptome über eine beträchtliche Zeit (d. h. über einen Monat) oder sie sind viel ausgeprägter, als in Anbetracht der Art, der Menge oder der Dauer des Substanzgebrauches zu erwarten wäre.
- Es gibt Hinweise für das Vorhandensein einer unabhängigen, nicht substanzinduzierten sexuellen Funktionsstörung (z. B. wiederholte nichtsubstanzinduzierte Episoden in der Vorgeschichte).

Bei der Kodierung werden sowohl die spezifische Substanz und das Störungsbild („sexuelle Funktionsstörung") als auch die im Vordergrund stehende klinische Symptomatik genannt (z. B.: Fluoxetin-induzierte sexuelle Funktionsstörung mit Beeinträchtigung des Orgasmus).

Wenn die vorliegenden Befunde nicht dazu ausreichen, um mit Sicherheit zu bestimmen, ob ein sexuelles Symptom auf eine Medikamenteneinnahme oder auf einen medizinischen Faktor zurückgeht oder ob es primär ist (d. h. weder aufgrund eines Substanzgebrauches noch aufgrund eines medizinischen Krankheitsfaktors), wird es als „nicht näher bezeichnete sexuelle Funktionsstörung" (302.70 DSM-IV) kodiert.

Sexualberatung und Sexualtherapie in der ärztlichen Praxis

Sexuelle Störungen werden bisher in der ärztlichen Praxis eher mit Stillschweigen „behandelt", obwohl diese für die Betroffenen eine erhebliche Beeinträchtigung ihrer Lebensqualität bedeuten. Die häufig unzureichende Beratung bei sexuellen Problemen berührt ein grundsätzliches Defizit, nämlich die psychosoziale Betreuung chronisch Kranker in Fragen ihrer alltäglichen Lebensführung und der Bewältigung krankheits- und therapiebedingter Einschränkungen. Laut einer Befragung von 200 Mammakarzinom-Patientinnen einer onkologischen Ambulanz (Kirstgen u. Bastert 1994) können weniger als die Hälfte der Patientinnen (44,2 %) ihre psychischen Belastungen wirklich gut in der Nachsorge besprechen. Von den untersuchten Patientinnen möchten 77,5 %, daß sich die Klinik mehr um seelische Probleme ihrer Krebspatientinnen kümmert. Angesichts der sich verschärfenden Situation im Gesundheitswesen ist aber nicht damit zu rechnen, daß in den Krankenhäusern die dafür notwendigen Stellen neu eingerichtet werden. Konstante Ansprechpartner werden von 80 % der Befragten für ihre Probleme in der Nachsorge gewünscht. Der häufige Personalwechsel in vielen Kliniken und das damit verbundene immer wieder neue Einstellen auf einen fremden Menschen und das Erzählenmüssen der eigenen Krankengeschichte wird von den Patientinnen als besonders belastend erlebt. Schon aus diesem Grund kommt der psychosozialen Versorgung in den ärztlichen Praxen eine besondere Bedeutung zu.

Grundsätzlich gilt: Zu einer patientengerechten psychosozialen Betreuung gehört auch das Angebot einer sexualmedizinischen Beratung. Frühzeitige Informationen beugen dabei in vielen Fällen der Entstehung chronifizierter sexueller Störungen mit einer nur noch schwer zu unterbrechenden Eigendynamik (z. B. zunehmendes Vermeidungsverhalten) vor.

115

Hilfestellungen bei sexuellen Problemen sind auf unterschiedlichen Ebenen möglich. Das *Plissit-Modell* (Annon u. Robinson 1978; Annon 1987) beschreibt 4 aufeinander aufbauende Stufen potentieller Interventionsformen, die zur Prävention bzw. Behandlung sexueller Störungen zur Anwendung kommen können:

- *P = Permission* (Erlaubnis): Der Arzt gibt dem Patienten durch direkte oder indirekte Äußerungen zu erkennen, daß er bereit ist, auch über sexuelle Probleme zu sprechen. Die Mitteilung an den Patienten, daß er über sein sexuelles Erleben sprechen kann, ist als eine der wichtigsten Interventionen überhaupt anzusehen. Dies kann durch eine offene Frage des Arztes zum Ausdruck kommen, z. B. „Hat sich durch Ihre Erkrankung etwas in Ihrer Sexualität verändert?" oder „Wie zufrieden sind Sie denn mit Ihrem Sexualleben?". Mehrere Untersuchungen (z. B. Vincent et al. 1984) belegen, daß Patienten auf eine solche Aufforderung warten und das Thema nicht von sich aus ansprechen. Wird ein Patient in eine Klinik überwiesen, in der die Sexualität beeinträchtigende therapeutischen Maßnahmen erfolgen, sollte darauf schon zuvor hingewiesen werden. Dies geschieht am besten nicht nur im Rahmen der Aufklärung über unerwünschte Nebenwirkungen, sondern auch in Form eines Gesprächsangebots, z. B. „Sollte sich durch die Behandlung etwas in Ihrer Sexualität verändern oder Probleme auftreten, sprechen Sie mich darauf an. Wir werden dann gemeinsam nach Lösungsmöglichkeiten suchen."
- *LI = Limited information* (begrenzte Information): Der Arzt vermittelt dem Patienten Informationen über anatomische, physiologische oder psychologische Aspekte des jeweiligen Problems. Beispiel: Der Patient muß über den Zeitpunkt informiert werden, ab dem ein sexueller Kontakt aus medizinischer Sicht wieder möglich ist. Dies wird in der Regel etwa 6 Wochen nach einem operativen Eingriff und ca. 4 Wochen nach dem Abschluß einer Strahlentherapie sein. Gleiches gilt aber auch für Fehlvorstellungen und Wissensdefizite des Patienten über seine Sexualität, die einer Korrektur bedürfen.
- *SS = Specific suggestions* (spezifische Empfehlungen): Der Arzt gibt direkte Informationen oder Ratschläge, wie ein sexuelles Problem angegangen oder gelöst werden kann, z. B. die Verwendung eines Gleitgels beim sexuellen Verkehr, wenn das Scheidenepithel durch eine Strahlen- oder Chemotherapie verändert ist. Die Empfehlungen können aber auch das Verhalten des Patienten seinem Partner gegenüber betreffen, um eine gemeinsame Problemlösung zu erleichtern.
- *IT = Intensive therapy* (intensive Therapie): Bei neurotisch bedingten oder aufrecht erhaltenen sexuellen Störungen ist die Anwendung einer Psychotherapie oder Sexualtherapie als gezielte Intervention indiziert. Dies gilt ebenso in den Fällen, in denen Traumata, soziale Ängste, Unsicherheiten in der eigenen Geschlechtsrolle oder ein deutlich greifbarer Partnerschaftskonflikt die Symptomatik verschärfen und eine adäquate Problemlösung verhindern. In diesen

Fällen erfolgt – soweit eine Behandlung in der eigenen Praxis nicht möglich ist – eine Überweisung an einen niedergelassenen ärztlichen oder psychologischen Psychotherapeuten, einen Sexualtherapeuten oder eine Sexualberatungsstelle.

Bei sexuellen Problemen bedarf es nicht immer einer viele Stunden umfassenden Psychotherapie. Nicht selten hat schon ein kurzes Beratungsgespräch eine therapeutische Wirkung. Dies läßt sich beispielsweise schon dadurch erreichen, daß

- der Kranke erlebt, daß er über sein sexuelles Problem mit dem Arzt sprechen kann. Diese „Vorbildfunktion" ermöglicht es in der Folge vielleicht auch, daß der Patient zu Hause mit seinem Partner darüber sprechen kann;
- sich der Patient in seinen Empfindungen angenommen fühlt und nicht versucht wird, sie ihm auszureden (z. B.: „Sie brauchen sich deshalb nicht zu schämen!");
- der Arzt Empfindungen benennt, die der Patient vielleicht selbst noch nicht ansprechen kann, und sie dadurch einer weiteren Bearbeitung zuführt;
- negative Emotionen wie Ängste, aversive Gefühle oder Befürchtungen geklärt und konkrete Hilfestellungen gegeben werden (z. B.: „Wie vermeide ich Schmerzen beim sexuellen Verkehr?");
- der Patient und sein Partner dazu ermutigt werden, ihr sexuelles Verhaltensrepertoire zu erweitern und dadurch krankheitsbedingte Beeinträchtigungen zu reduzieren;
- dem Patienten in der therapeutischen Beziehung das Gefühl vermittelt wird, daß er trotz seiner Behinderung oder Einschränkung als Mensch akzeptiert wird;
- er auf mögliche verunsichernde oder ablehnende Reaktionen der Außenwelt vorbereitet wird und ihm dazu Bewältigungsmechanismen vermittelt werden (z. B.: „Wie eröffne ich einem neuen Partner, daß ich ein Stoma trage?");
- in einem gemeinsamen Gespräch mit dem Lebenspartner dessen Ängste oder irrationalen Befürchtungen, die die Bewältigung der sexuellen Störung erschweren, reflektiert werden können.

Das diagnostische Gespräch ist bereits Therapie. Oft ist es die erste Aussprache überhaupt über sexuelle Probleme und damit die erste gemeinsame Aussprache mit dem Partner, die durch die Anwesenheit einer dritten Person erst möglich wird. Der Therapeut dient hier bereits als Vermittler für die verbale Kommunikation über Sexualität (Kockott 1977, S. 40).

117

Vermittlung an Psychotherapeuten oder Sexualtherapeuten. Die Motivierung eines Patienten zu einer psychotherapeutischen oder sexualtherapeutischen (Mit-)Behandlung ist eine wichtige Aufgabe des behandelnden Arztes, wenn sich im Rahmen der eigenen Sprechstunde kein therapeutischer Erfolg einstellt. Die Suche nach einem qualifiziert ausgebildeten Therapeuten sollte wegen des für den Laien vollkommen undurchschaubaren „Psychotherapiedschungels" nicht dem Patienten alleine überlassen werden. Darüber hinaus zeigen Untersuchungen zu unterschiedlichen Krankheitsbildern, daß die Entscheidung eines Patienten für eine empfohlene Therapiemaßnahme in weit höherem Maße von psychologischen als von somatisch-diagnostischen Befunden abhängig ist. Dem behandelnden Arzt kommt hier eine wichtige Weichenstellung zu, den Patienten und seinen Partner auf dem Weg zu einer Entscheidung zu begleiten, die für beide passend erscheint.

Erotische Empfindungen innerhalb der Arzt-Patient-Beziehung

In den letzten Jahren sind zunehmend Fälle sexuellen Mißbrauchs während psychotherapeutischer Behandlungen bekannt geworden. In autobiographischen Berichten haben vor allem Frauen (z. B. Anonyma 1988; Augerolles 1991) über die Beziehung zu ihrem Therapeuten berichtet. Über die Häufigkeit solcher Geschehnisse kann nur spekuliert werden. Es kommt jedoch nicht nur in Psychotherapien, sondern auch in den Sprechstunden niedergelassener Ärzte zu erotisch getönten Beziehungen zwischen Arzt und Patient, die schließlich auch in eine sexuelle Beziehung übergehen können.

Einige Untersuchungen – allerdings überwiegend aus dem Ausland – haben versucht, dieses Phänomen empirisch zu erfassen. So gaben in der Untersuchung von Gartrell et al. (1992) 11 % der befragten Allgemeinärzte an, ein- oder mehrere Male sexuelle Kontakte zu Patienten gehabt zu haben. Bei dieser Studie wurde eine Definition von sexuellem Kontakt gewählt, die einen weiten Bereich möglicher Handlungen abdecken sollte, d. h. nicht nur den Geschlechtsverkehr im engeren Sinn, sondern auch sexuell getönte Handlungen wie z. B. das gegenseitige Umarmen.

Eine anonyme schriftliche Befragung unter einer Zufallsauswahl von Allgemeinärzten in Neuseeland (Coverdale et al. 1995) ergab: Von den Befragten waren 57,5 % der Überzeugung, es sei akzeptabel, wenn ein Arzt gegenüber einem Patienten sexuelle Gefühle entwickelt, diese aber nicht auslebt; 62,5 % der Befragten hatten dies auch schon selbst erlebt. 6,5 % der Ärzte hatten sich ein- oder mehrere Male mit einem Patienten außerhalb der Sprechstunde verabredet, 3,8 % hatten sexuellen Kontakt mit einem gegenwärtigen Patienten und 2,2 % mit einem früheren Patienten. 89,1 % hielten sexuelle Handlungen mit einem Patienten grundsätzlich und unter keinen Umständen für vertretbar. Eine Befragung von

187 australischen Ärzten für Allgemeinmedizin (White 1995, zit. nach Harrigan 1995) zeigt ähnliche Ergebnisse: Von den Befragten gaben 4 % an, während ihrer Berufstätigkeit einmal sexuellen Kontakt mit einem Patienten gehabt zu haben, 2 % mit einem früheren Patienten. 35 % fanden es akzeptabel, sich mit einem Patienten zu verabreden, 10 % fanden auch eine sexuelle Beziehung akzeptabel, setzten dies aber nicht in eigene Handlungen um.

Die zunehmende Nähe und Vertrautheit zwischen Arzt und Patient kann nicht nur ein Gefühl gegenseitiger Sympathie, sondern manchmal auch wechselseitige erotische Empfindungen entstehen lassen. Für den Arzt ist deren Wahrnehmung oft mit sehr verwirrenden und zwiespältigen Gefühlen verbunden; lustvolle Phantasien wechseln mit Schuldgefühlen, Angst, die Kontrolle zu verlieren, Angst vor Kritik durch andere und Frustration darüber, den aufkeimenden sexuellen Wünschen nicht nachgeben zu dürfen.

Gespräche über sexuelle Inhalte können das Maß an Intimität noch vertiefen und den Wunsch verstärken, die Grenzen zu überschreiten und die sexuellen Phantasien ausleben zu können. Dem stehen innere und äußere Verbote gegenüber, die aufkeimende Furcht, die eigene berufliche Karriere aufs Spiel zu setzen. Ein Arzt berichtet in der Balint-Gruppe:

> *Ich habe immer öfter an die Patientin denken müssen und mich darauf gefreut, wenn sie in die Sprechstunde kam. Dann tauchten sexuelle Phantasien auf und der immer stärker werdende Wunsch, mich mit ihr außerhalb der Sprechstunde zu verabreden und sie zu verführen. Gleichzeitig hatte ich Angst: wenn das rauskommt, wenn das einer von meinen Kollegen erfährt, dann bin ich beruflich erledigt!*

Die Angst vor solchen konflikthaften Entwicklungen führt häufig dazu, daß der Patient auf seine Krankheit reduziert wird und eine emotionale Beziehung so weit wie möglich gemieden wird. Ein Gynäkologe:

> *Wenn ich Frauen dauernd so nahe komme, muß ich das einfach abschalten, sonst kann ich nicht arbeiten. Es ist für mich wichtig und auch für meine Patientinnen, daß ich mich da gefühlsmäßig raushalte. Ich will gar nicht erst in Konflikte geraten, mit denen ich dann vielleicht nicht umgehen kann.*

Der Versuch, die Beziehungen zu Patienten möglichst neutral zu gestalten, impliziert allerdings auch den Verlust wichtiger Wahrnehmungen, die für ein tieferes Verständnis der Problematik des Patienten unverzichtbar sind. So kann das Flirtverhalten einer Frau nach einer Mammaablatio ein Versuch sein, sich ihrer erotischen Ausstrahlung zu versichern und ihr Selbstwertgefühl zu stabilisieren.

119

Gibt es einen Weg zwischen einer mehr oder weniger vollkommenen Abwehr jeglicher (auch erotischer) Gefühle und Phantasien einerseits und einer von Angst und Lust begleiteten „verhängnisvollen Afäre" andererseits? Im Rahmen psychotherapeutischer Weiterbildungen werden für den Umgang mit sexuellen Empfindungen gegenüber Patienten folgende Strategien empfohlen, die auch auf die Arzt-Patient-Beziehung übertragbar sind:

- *Introspektion:* Der Versuch, die eigene Situation systematisch zu reflektieren: Warum bin ich gerade jetzt und gerade durch diesen Patienten verführbar? Entwickelt sich die Beziehung zu dem Patienten vor dem Hintergrund eigener Gefühle von Unbefriedigtheit, von Gekränktheit? Gibt es Möglichkeiten, das eigene Leben so zu gestalten, daß ich den Patienten nicht zur Befriedigung eigener Bedürfnisse benutzen muß?
- *Konsultation:* Die Konsultation eines vertrauten Kollegen oder einer Kollegin ist eine effiziente Möglichkeit, sich in der verwirrenden Situation Klarheit über die Beziehung verschaffen zu können. Dieser Weg wird bisher leider kaum beschritten, weil in der Medizin immer noch der Anspruch vertreten wird, daß jeder für sich allein mit seinen Patienten klarkommen sollte.
- *Balint-Gruppe:* Die nach dem englischen Arzt und Psychoanalytiker Michael Balint (1896–1970) benannten Gruppen dienen der gemeinsamen Reflexion der Arzt-Patient-Beziehung. Jeweils ein Kollege stellt einen Fall vor, der ihn in besonderer Weise beschäftigt. Durch die gemeinsame Bearbeitung in der Gruppe entsteht ein tiefergreifenderes Verständnis der Interaktionsprozesse, das dann wiederum therapeutisch genutzt werden kann.

Somatische Behandlungsansätze
bei sexuellen Störungen

Aphrodisiaka

Als Aphrodisiaka (griechisch: *aphrodisi*a = Liebesgenuß) werden Mittel zur Anregung und Intensivierung sexueller Lust und Potenz bezeichnet. Der Versuch, durch die Einnahme bestimmter Substanzen die eigene Lust und Potenz zu steigern, ist in vielen Zeitaltern und Kulturen unternommen worden. Weit verbreitet sind Früchte oder Pflanzenteile wie die Ginsengwurzel oder die in ihrer Form an einen Penis erinnernde Alraunwurzel. Der Gebrauch dieser Stoffe ist in der Regel unschädlich, die erwünschte Wirkung der meisten Substanzen jedoch wissenschaftlich nicht nachgewiesen.

Zur Behandlung von Erektionsstörungen wird von einigen Autoren *Yohimbin* empfohlen, das aus Rindenextrakten des in Afrika beheimateten Yohimbebaumes gewonnen wird. Die Ursachen der bei einer Reihe von Männern mit primär psychogenen Potenzstörungen zu beobachtenden positiven Effekte des α-2-Rezeptorantagonisten sind bisher nur unzureichend bekannt. Einige Autoren sehen in peripheren Effekten wie einer Gefäßerweiterung den Wirkmechanismus, andere postulieren eine zentralnervös ausgelöste Stimulation sexueller Funktionen (Gregoire 1992). Einige methodisch leider unzureichende Studien nennen Erfolgsraten von 20–40 % bei einer Dosierung zwischen von 15–40 mg/Tag. Langer u. Hartmann (1992, S. 297) vertreten deshalb die Auffassung, ein Behandlungsversuch mit Yohimbin sei „bei vielen Patienten sinnvoll".

Als unerwünschten *Nebenwirkungen* sind eine leichte Erhöhung des arteriellen Blutdrucks, nervöse Störungen, Tremor sowie Reizbarkeit bis hin zu Erregungszuständen beschrieben worden; als Kontraindikationen gelten eine bekannte Hypertonie sowie Angstsyndrome.

Sexualhormone

Die vielfachen Versuche, sexuelle Symptome wie Appetenz- oder Erektionsstörungen mit der Gabe von Androgenen zu therapieren, müssen weitgehend als gescheitert angesehen werden, obwohl eine Reihe von Testosteronpräparaten auf dem Markt erhältlich ist und immer wieder positive Wirkungen beschrieben werden (Bancroft u. Wu 1983; Skakkeback et al. 1981). Sigusch (1995, S. 28) bemerkt dazu kritisch:

> *Es gibt keine Korrelation zwischen Androgenkonzentration im Serum einerseits und Sexualreaktion andererseits in dem Sinn, daß das Erhöhen der Spiegel die „Triebstärke" oder die sexuelle Reagibilität entsprechend erhöhte. Zur Aufrechterhaltung der morphosexuellen Reagibilität reichen beim Mann Testosteronkonzentrationen im Serum aus, die klinisch unter den als unauffällig eingestuften liegen können.*

Selbst nach einer Kastration können Appetenz und Sexualaktivität lange Zeit erhalten bleiben (Vermeulen 1996, S. 240). Dies gilt in gleicher Weise für die Frau. Eicher (1980, S. 28) bemerkt dazu in seinem Übersichtsbeitrag, daß die „Psychosexualität der Frau" auch „ohne hormonelle Anregung" möglich sei.

In bestimmten Fällen (z. B.Prostatakarzinom) ist die Gabe von Androgenen kontraindiziert, weil damit das Tumorwachstum gefördert wird. Eine lokale Gabe von Sexualhormonen in Form von östrogenhaltigen Salben kommt bei atrophischen Veränderungen der Scheide in Frage; auch hier ist die Hormonabhängigkeit mancher Tumoren zu berücksichtigen.

Psychopharmaka

Es gibt eine Vielzahl unterschiedlichster Medikamente, die Einfluß auf das seelische Erleben nehmen. Zur Behandlung sexueller Funktionsstörungen kommen sie jedoch nicht zum Einsatz. Viele Psychopharmaka (wie Tranquilizer oder Barbiturate) setzen als Nebenwirkung das sexuelle Verlangen sogar herab. Bei depressiven Verstimmungen, die oft mit einer verminderten Appetenz einhergehen, kann eine medikamentöse Therapie zu einer Stimmungsaufhellung und damit zu einer Steigerung der sexuellen Appetenz beitragen.

Das Antidepressivum *Trazodon* blockiert im Bereich der Corpora cavernosa die Adrenorezeptoren und wird deshalb zum Teil erfolgreich zur Behandlung von Appetenzstörungen und psychogen bedingten Erektionsstörungen eingesetzt (Bödeker 1997).

Vibratoren

Vibratoren, die es in Penisform oder als Scheidenattrappe gibt, können zur Selbststimulation oder im Zusammensein mit einem Partner angewandt werden.Sie sind auch ein geeignetes Hilfsmittel, um nach schwerwiegenden operativen Eingriffen den eigenen Körper schrittweise neu zu erkunden und die Reaktionen verschiedener Körperregionen auf sexuelle Stimulation kennenzulernen.

Hilfen gegen verminderte Durchfeuchtung von Vulva und Vagina

Wenn Vulva und Vagina bei sexueller Stimulation nicht mehr ausreichend feucht werden, können seelische und/oder körperliche Ursachen dafür verantwortlich sein. Im Rahmen der Krebsbehandlung tritt dieses Phänomen beispielsweise als Folge einer Strahlentherapie des kleinen Beckens oder als Folge eines Hormonentzugs auf und verursacht eine Dyspareunie. Als symptomatische Behandlung ist die Anwendung eines wasserlöslichen Gleitgels (z. B. Femilind) abzuraten.

Auch die lokale Applikation von Östrogenpräparaten wird empfohlen; sie ist allerdings bei einigen Tumoren wegen deren Hormonabhängigkeit kontraindiziert. Beim Zervixkarzinom ist die Wirkung umstritten; während einige Autoren die Anwendung dieser Präparate empfehlen, weisen andere auf eine nur eingeschränkte Reagibilität vorbestrahlten Gewebes auf Östrogene hin (Flay u. Matthews 1995).

Dilatation der Scheide

Nach der operativen Neuanlage einer Scheide oder nach bestimmten medizinischen Behandlungsverfahren ist es manchmal notwendig, die Scheide zu weiten und offen zu halten, um eine Schrumpfung oder Verklebung zu vermeiden. Dazu werden Dilatatoren aus Glas, Kunststoff oder Metall verwandt, die es in verschiedenen Größen bis zu der eines erigierten Gliedes gibt und die von der Patientin in regelmäßigen Abständen in die Scheide eingeführt werden sollen.

Anlage einer Neovagina

Wird die Entfernung der Vagina notwendig, kann durch die Verwendung von Haut, die an einer anderen Stelle des Körpers entnommen wird, eine künstliche Scheide hergestellt werden (Scheidenplastik). Eine weitere Technik besteht darin, einen Abschnitt des Dickdarms zu entfernen und daraus eine neue Scheide aufzubauen. Der Eingriff sollte frühestens 4–6 Wochen nach der Erstoperation erfolgen.

Bei der Hauttransplantation wird Haut mit den ihr anhängenden Muskelfasern, Blut- und Nervengefäßen von der Innenseite der Oberschenkel entfernt und daraus eine nach oben geschlossene Röhre gebildet. Sie ist innen mit der Hautoberfläche ausgekleidet und wird in einem zweiten Schritt an der Stelle fixiert, an der die ursprüngliche Scheide saß. Die den verpflanzten Hautbezirk versorgenden Blut- und Nervengefäße werden dabei mitverpflanzt, weshalb die künstliche Scheide nach dem Eingriff auch berührungsempfindlich ist.

Je nach Operationstechnik und Umfang der notwendig werdenden Rekonstruktion wird es erforderlich, anschließend für einige Zeit ständig eine Kunststoffröhre in der Scheide zu tragen, um sie offen und gedehnt zu halten. Nach einigen Monaten kann die Zeit reduziert werden, jedoch sind regelmäßiger sexueller Verkehr oder tägliche Dehnungsübungen empfehlenswert, um die Scheide offenzuhalten. Ohne diese Maßnahmen besteht das Risiko, daß es zu Schrumpfungen oder Verklebungen der wiederhergestellten Scheide kommt.

Erfahrungsgemäß können bei einer künstlichen Scheide die umgebenden Muskeln nicht mehr bewußt angespannt werden, was manche Frauen während des Koitus vermissen. Es ist empfehlenswert, verschiedene Stellungen beim Geschlechtsverkehr zu erproben, um diejenigen herauszufinden, die am meisten Lustgefühle auslösen.

Eine künstliche Scheide sondert bei Erregung keine oder nur unzureichende Feuchtigkeit ab, weil die dazu notwendigen schleimproduzierenden Zellen nicht vorhanden sind. Deshalb muß sie vor dem sexuellen Verkehr mit einem Gleitmittel angefeuchtet werden. Eine natürliche Vagina reinigt sich auch selbst, indem die Scheidenflüssigkeit abgestorbene Zellen mit ausschwemmt. Bei der künstlichen Scheide funktioniert dieser Selbstreinigungsmechanismus nicht; sie muß regelmäßig mit einer besonderen Dusche ausgespült werden, um Ablagerungen und damit verbundene störende Geruchsbildungen zu vermeiden. Wenn vor der Transplantation auf den verpflanzten Hautstücken kleine Haare wuchsen, wird dies natürlich auch in der künstlichen Scheide so sein.

Wurde die Scheide aus transplantiertem Gewebe des Oberschenkels hergestellt, führt das beim Koitus zunächst oft zu irritierenden Fehlwahrnehmungen – so als ob eigentlich die Innenseiten der Oberschenkel berührt würden. Die mitverpflanzten Nervenbahnen melden die Berührung an das Gehirn weiter, das den Reiz der ursprünglichen Stelle zuordnet. Erst schrittweise „lernt" das Gehirn, die Berührung der neuen Scheide zuzuordnen. Befragungen von Frauen mit einer Neovagina zeigen, daß die Mehrzahl von ihnen nach der Operation befriedigende sexuelle Beziehungen hat, wenn genügend Zeit zur Abheilung und zum „Umlernen" verstrichen ist.

Externe Brustprothesen

Äußerlich getragene Brustprothesen bieten nach einer Mastektomie die Möglichkeit, relativ schnell zu dem gewohnten äußeren Bild der eigenen Person zurückzufinden. Die „Erstversorgungsprothese" besteht aus feiner Baumwolle und ist mit synthetischer Watte oder Schaumstoff gefüllt. Sie ist sehr leicht und kann daher bereits wenige Tage nach einer Operation über dem Wundverband getragen werden. Durch ihr geringes Gewicht verschiebt sich diese Prothese allerdings leicht. Um das zu verhindern, kann man der Patientin empfehlen, einen fest anliegenden Body zu tragen oder die Prothese an einem BH anzunähen und den gegebenenfalls mit einem Gummiband am Slip zu befestigen. Während einer Nachbestrahlung sollte jedoch auf das Tragen einer Prothese verzichtet werden, um das Entstehen von Druckstellen auf der empfindlichen Haut zu vermeiden.

Die Erstversorgungsprothese ist eine Übergangslösung und wird nach dem Abschluß der Wundheilung (etwa 6–8 Wochen nach der Operation) gegen eine endgültige Prothese ausgetauscht. Sie besteht in der Regel aus Silikon, das sich der Körpertemperatur schnell anpaßt, und wird mit oder ohne Baumwollhülle in einem speziellen Büstenhalter auf der Haut getragen. Im Fachhandel sind Prothesen ganz unterschiedlicher Form und Größe erhältlich. Angeboten werden auch besondere Ausfertigungen für Patientinnen mit einer Teilresektion oder mit Lymphödem. Die Prothese sollte nicht nachts beim Schlafen getragen werden, da dies möglicherweise zu Veränderungen der Form oder des Materials führt. Statt dessen sollte sie in der vom Hersteller mitgelieferten formgerechten Verpackung aufbewahrt werden.

Das Tragen einer endgültigen Prothese ist nicht nur aus psychologischen Gründen sinnvoll. Viele Frauen nehmen nach einer Brustamputation eine Schonhaltung ein, bei der sie die Schulter der operierten Seite hochziehen. Dadurch entstehen Muskelverspannungen, die längerfristig Schmerzen im Bereich des Rückens, der Schulter, des Nackens sowie Kopfschmerzen auslösen. Gerade bei Frauen mit einer größeren und schwereren Brust ist es daher empfehlenswert, regelmäßig eine Prothese zu tragen, um solche schmerzhaften Haltungsfehler zu vermeiden.

Eine fachgerechte Beratung wird von Orthopädiefachgeschäften, Sanitätshäusern oder Spezialgeschäften für Miederwaren angeboten. Hier sind auch Spezialbüstenhalter und Badeanzüge erhältlich, die z. B. den Besuch eines Schwimmbades erleichtern. Die entstehenden Kosten für die Anpassung und den Kauf von externen Brustprothesen werden in der Regel von den Krankenkassen übernommen.

Operative Brustrekonstruktion nach Mastektomie

Da die Rekonstruktion der weiblichen Brust nach vorhergehender Mastektomie wesentlich zu einer adäquaten Krankheitsbewältigung beitragen und die körperliche Integrität stärken kann, sollten Patientinnen grundsätzlich vor dem Ersteingriff auf die Möglichkeiten des Brustaufbaus hingewiesen werden. Im präoperativen Aufklärungsgespräch sind nicht nur die Technik, das zu erwartende Ergebnis und die möglichen Komplikationen, sondern auch die psychosozialen Aspekte zu erörtern: Besteht bei der Patientin der Wunsch nach einem Aufbau, ist zu klären, welche Ziele damit erreicht werden sollen und welche (Wunsch-)Phantasien sich mit der neuen Brust verbinden. Die sorgfältige Klärung dieser Fragen kann auch zu einer Ablehnung einer Brustrekonstruktion führen, wie das folgende Fallbeispiel zeigt.

> *Im Aufklärungsgespräch einer bereits ein Jahr zuvor linksseitig ablatierten Patientin wird nach einiger Zeit deutlich, daß diese selbst eigentlich keine erneute Operation wünscht, sondern sich durch das ablehnende Verhalten ihres Mannes dazu gedrängt fühlt. „Ich komme gar nicht dazu, selber darüber nachzudenken, ob ich das will oder nicht. Ich spüre nur, daß er mich so nicht akzeptiert und kriege dann nur noch Angst. Was soll ich denn sonst machen, außer mich operieren zu lassen?"*
>
> *Der beratende Gynäkologe spürte bei diesem Gespräch deutlich ein Hilfeersuchen der Frau, sie vor einer Operation zu schützen. In einem darauf folgenden gemeinsamen Gespräch mit dem Ehemann konnte dieser über seine Schwierigkeiten sprechen, das veränderte körperliche Aussehen seiner Frau zu akzeptieren. Ihre Mitteilung, sich seinetwegen operieren zu lassen, führte dann aber dazu, daß er sie dazu ermutigte, sich trotz seiner Probleme nicht „unters Messer zu begeben".*

Zeitpunkt und Art der Rekonstruktion müssen individuell festgelegt werden. Der Eingriff ist technisch eher schwierig und nicht immer kosmetisch befriedigend. Das Resultat hängt von den jeweiligen anatomischen Gegebenheiten, der angewandten Rekonstruktionstechnik und vor allem den Erfahrungen des Operationsteams ab (Abb. 7 a, b). Der Eingriff kann grundsätzlich gleichzeitig oder aber nach mindestens 3–6 Monaten erfolgen, wenn die Mastektomienarbe vollständig abgeheilt ist. Gegen einen späteren Eingriff bestehen keine Bedenken, selbst wenn die Erstoperation Jahre zurückliegt.

Eine operative Rekonstruktion der weiblichen Brust kann mit autologem und/oder heterologem Material durchgeführt werden. Gegebenenfalls müssen geschädigte oder fehlende Hautpartien ersetzt und der Areola-Mamillen-Komplex rekonstruiert werden.

Rekonstruktion des Brustgewebes durch körpereigenes Gewebe. Als operative Standardverfahren zur plastischen Defektdeckung kommen folgende Verfahren in Frage:

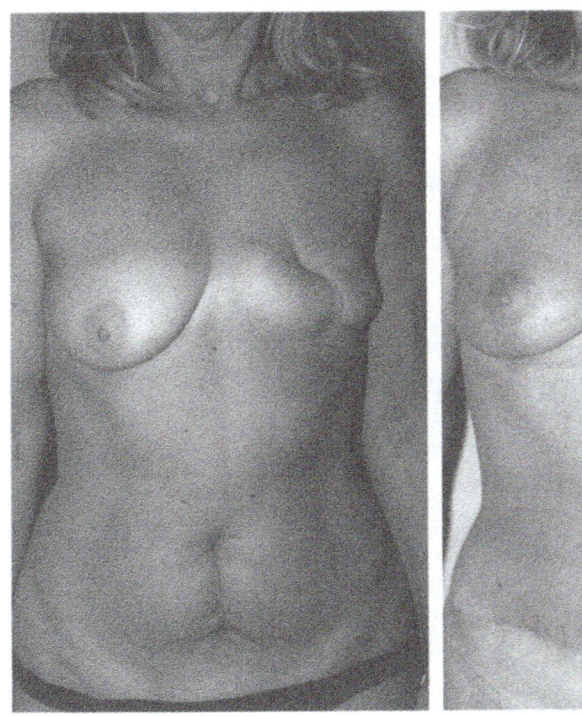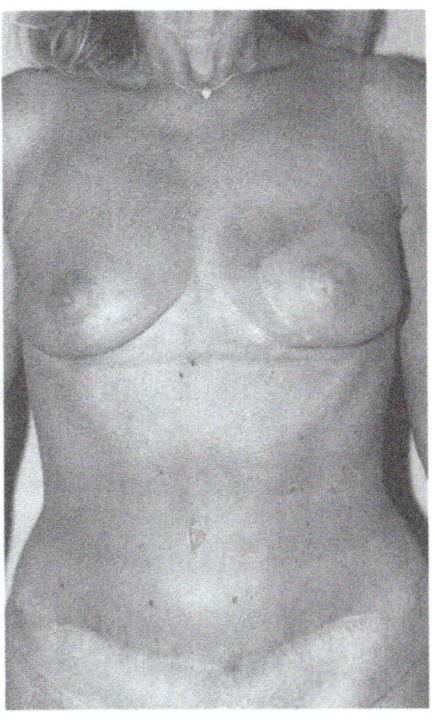

a b

Abb. 7 a,b. Brustrekonstruktion, a präoperativ, b postoperativ

- thorakoepigastrischer Schwenklappen,
- myokutane Schwenklappen als Musculus-latissimus-dorsi-Lappen bzw. als transversaler Rectus-Abdominis-Muskel-Schwenklappen (TRAM-FLAP) mit ein- bzw. doppelseitiger Stielung.

Rekonstruktion der Brust durch Silikonprothesen. Mit Silikon gefüllte Prothesen werden inzwischen seit mehr als 3 Jahrzehnten verwandt. Sie ähneln in ihrer Geschmeidigkeit, dem Gewicht und dem Gefühl bei Berührung der natürlichen Brust. Durch das in ihnen enthaltene zähflüssige Silikon sind sie weich und formbar, weshalb sie sich gut den Bewegungen des Oberkörpers anpassen. Profil, Form und Größe der Prothese werden dem Aussehen der gesunden Brust angepaßt, um nach der Operation eine möglichst weitgehende Symmetrie beider Brüste zu erreichen. Durch neue mikrostrukturierte Oberflächen der Implantate konnte die Rate von konstriktiven Kapselfibrosen auf ca. 2–4 % gesenkt werden.

Während der Primäroperation kann eine Expanderprothese oder eine Verschiebeplastik eingesetzt werden. Bei der Expanderprothese legt der Operateur

127

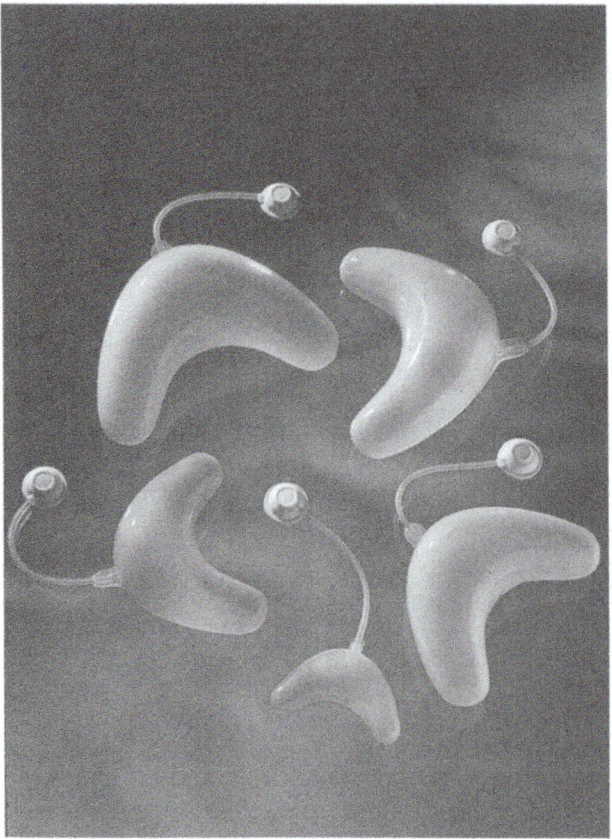

Abb. 8. Gewebeexpander (Fa. Mentor)

direkt nach der Entfernung der erkrankten Brust eine leere Reservoirtasche mit Silikonummantelung unter den großen Brustmuskel ein und fixiert sie. Ein Ventil zum Füllen der Prothese beläßt er unter der Haut. Nach der Wundheilung wird über dieses Ventil schrittweise physiologische Kochsalzlösung in die Prothese eingefüllt, bis sie die Größe der anderen Brust erreicht hat (Abb. 8). Dieses weitgehend schmerzlose Verfahren zieht sich über 3–4 Monate hin, da sich die umliegende Haut dehnen muß, um der sich vergrößernden Prothese Raum zu geben. Anschließend entfernt der Operateur bei einer permanenten Expanderprothese in einem kurzen operativen Eingriff das Ventil mit dem Verbindungsschlauch. Bei temporären Expanderprothesen wird die Prothese in einer zweiten Operation durch ein Silikonimplantat ersetzt (Abb. 9).

Die Verschiebeplastik wird erst einige Monate nach der Entfernung der Brust implantiert. Dazu wird die alte Operationsnarbe wieder geöffnet, Haut aus der

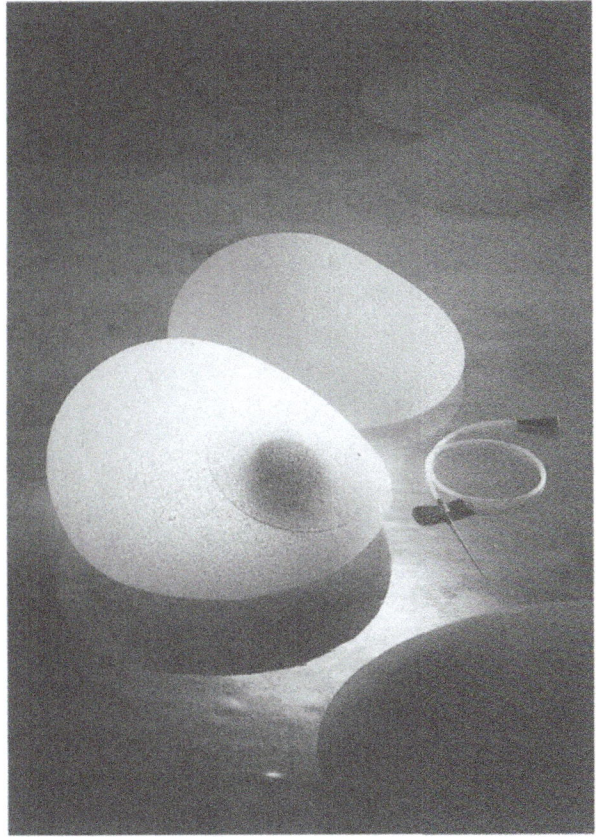

Abb. 9. Mammaimplantat (Fa. Mentor)

Umgebung mobilisiert und abschließend eine endgültig gefüllte Silikonprothese eingelegt. Aus Symmetriegründen wird häufig während des Eingriffs auch die gesunde Brust der rekonstruierten Brust angepaßt.

Rekonstruktion von Brustwarze und Warzenvorhof (Abb. 10). Nach der gelungenen Rekonstruktion der Brust besteht die Möglichkeit, auch die Brustwarze und den Warzenvorhof wiederherzustellen. Eine Reihe von Frauen verzichtet jedoch darauf, um eine weitere Operation und den dazugehörigen Klinikaufenthalt zu vermeiden. Der Eingriff ist heute ambulant in Lokalanästhesie durchführbar.

Die Brustwarze soll frühestens 3 Monate nach der operativen Wiederherstellung der Brust abschließend rekonstruiert werden. Wird bereits bei der Erstoperation an einen Brustaufbau gedacht, kann die Brustwarze in die Leistengegend

129

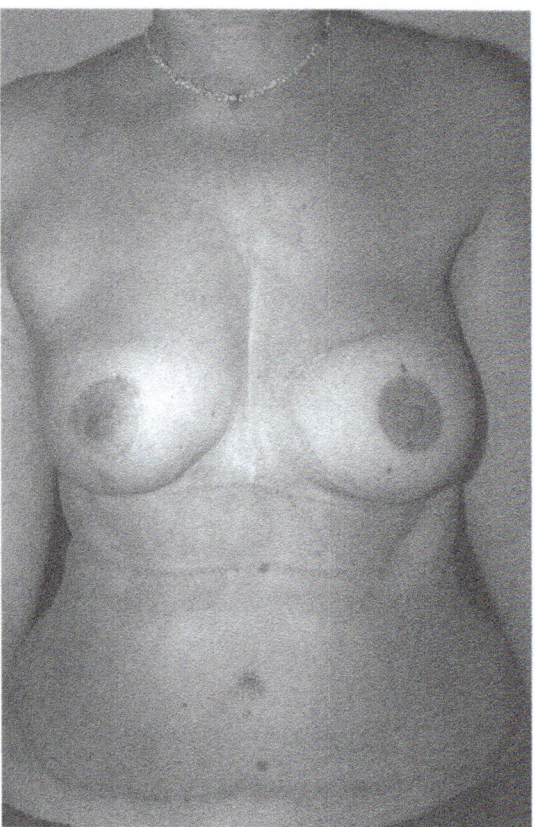

Abb. 10. Rekonstruierte Brustwarze mit Vorhof

verpflanzt („Warteposition") und von dort aus später wieder auf die rekonstruierte Brust zurückverpflanzt werden. In einigen Fällen kommt es bei der Verpflanzung der Brustwarze zu Pigmentverlusten, d. h., die Haut hellt sich auf, und die Brustwarze ist später nicht mehr so dunkel wie zuvor.

Konnte die Brustwarze nicht erhalten werden, bestehen mehrere operative Möglichkeiten des Wiederaufbaus. Der Warzenvorhof wird entweder durch eine Tätowierung oder durch die Verpflanzung dunkel pigmentierter Haut an die entsprechende Stelle hergestellt. Bei einem ausreichend großen Vorhof der gegenüberliegenden Brust kann die Haut von dort entnommen werden. Der Vorhof der Spenderstelle verkleinert sich dadurch entsprechend. Alternativ kommt für eine solche Verpflanzung auch Haut aus der Genitalregion, der Innenseite der Oberschenkel oder ein Stück eines Ohrläppchens in Frage. Das jeweilige Gewebestück wird auf der wiederaufgebauten Brust an die vorgesehene Stelle verpflanzt. Nach Abschluß der Wundheilung ist es empfehlenswert, mindestens ein Jahr lang die

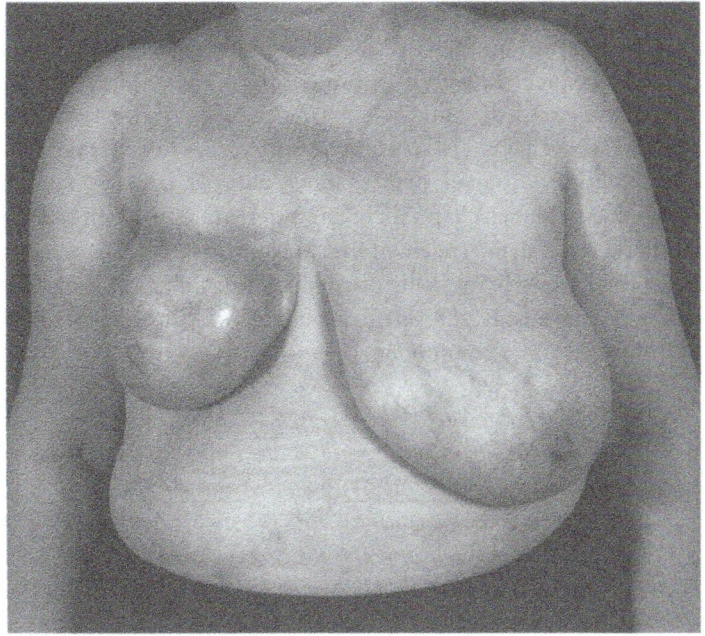

Abb. 11. Kapselfibrose

Wundränder täglich vorsichtig mit einer dazu geeigneten Creme (z. B. Contractubex compositum) einzureiben, um eine unerwünschte überschießende Narbenbildung (Keloidbildung) zu verhindern. Die wiederhergestellten Brustwarzen sind und bleiben jedoch Berührungen gegenüber unempfindlich.

Schmidt-Matthiesen u. Bastert (1995) nennen bei schwieriger Ausgangssituation oder geringer Erfahrung des Operateurs neben der Kapselfibrose (Abb. 11) weitere mögliche postoperative Komplikationen nach Brustwiederaufbau:

- fehlerhafte Position des Implantats,
- Brustasymmetrie,
- Mamillenasymmetrie,
- Faltenbildung der Brusthaut über dem Implantat,
- unzutreffendes Volumen der rekonstruierten Brust,
- ungenügende Form der neugebildeten Mamma,
- Haut- und Weichteilnekrosen mit Expulsion des Implantats,
- Auslaufen der Implantatfüllung,
- hypertrophe Narben (Keloidbildung),
- chronische Entzündungen der rekonstruierten Brust.

131

Die Vorteile der operativen Wiederherstellung der entfernten Brust liegen in einer (mehr oder weniger gelungenen) Wiederherstellung des vorherigen Körperbildes. Die Frauen brauchen keine Brustprothese (z. B. eine Büstenhaltereinlage) und haben beispielsweise die Möglichkeit, wieder ausgeschnittene Kleider zu tragen. Für das Selbstwertgefühl ist das oft von erheblicher Bedeutung.

Den geschilderten Vorteilen stehen jedoch einige Nachteile gegenüber. Das Gelingen des Wiederaufbaus kann nicht garantiert werden. Nicht selten sind die operierten Frauen mit dem erreichten Ergebnis unzufrieden, sie akzeptieren die durch den Aufbau wiederhergestellte Brust nicht. Sensibilitätsstörungen und Kälteempfindungen tragen oft zur Unzufriedenheit bei: Die rekonstruierte Brust wird manchmal als kühler empfunden.

Eine Patientin: Der Operateur hat sich wirklich große Mühe gegeben, aber es ist trotzdem nicht mehr die Brust, die ich zuvor hatte. Sie ist und bleibt anders, irgendwie künstlich.

Eine andere Patientin: Meine Brustwarze ist durch die Operation vollkommen unempfindlich geworden, und die Zärtlichkeiten meines Mannes rufen an dieser Stelle keine lustvollen Gefühle mehr hervor. Das ist für mich besonders schlimm, da ich Berührungen an meinen Brüsten früher als besonders erotisch empfunden habe.

Die Kosten für eine Brustaufbauplastik, d. h., die Operation, die Prothese und die evtl. notwendig werdenden Nachoperationen werden in der Regel von den Krankenkassen übernommen. Wegen der sich immer wieder ändernden gesetzlichen Regelungen sollte man sich allerdings vor dem Eingriff eine Kostenzusage der Kasse geben lassen.

Medikamentöse Therapie der retrograden Ejakulation

Eine retroperitoneale Lymphadenektomie verursacht je nach Radikalität des Vorgehens Schädigungen der sympathischen Nervenbahnen, die für den während der Ejakulation notwendigen Blasenverschluß verantwortlich sind. Die Folge ist eine retrograde Ejakulation, d. h. der Samenerguß erfolgt nicht wie beim Gesunden antegrad, sondern rückwärts in die Blase und bedingt dadurch eine Infertilität. Eine retrograde Ejakulation tritt auch als unerwünschte Nebenwirkung einiger Medikamente auf (s. Tabelle 7, S. 72 ff).

In einer Reihe von Fällen ist eine medikamentöse Behandlung mit Substanzen erfolgreich, die die α-adrenergen Rezeptoren des Sphincter internus der Harnblase stimulieren; besonders die als Antidepressiva bekannten Wirksubstanzen

Imipramin und *Clomipramin* werden diskutiert. Dabei ist auf eine Restharnbildung als unerwünschte Nebenwirkung zu achten.

Bei Kinderwunsch kann ein Versuch mittels instrumenteller homologer Insemination unternommen werden. Das Sperma wird dazu nach dem Geschlechtsverkehr oder nach Masturbation aus dem Urin gewonnen.

Erektionshilfesysteme

Erektionsstörungen sind häufig die Folge eines unzureichenden arteriellen Blutzuflusses und/oder eines vermehrten venösen Rückflusses aus den Schwellkörpern. Das in den USA entwickelte Erec-Aid-System (OSBON, Abb. 12 a) ermöglicht eine konservative Behandlung, indem es den natürlichen Prozeß nachahmt, die Erektion zu erreichen und zu halten (Derouet 1990; Park et al. 1990; Sidi et al. 1990; Witherington 1989).

Um eine Erektion zu erzeugen, führt der Patient den Penis in einen Plexiglaszylinder ein, über dessen offenes Ende einer oder mehrere straffe Gummiringe oder -bänder gespannt werden. Mit einer Handpumpe wird anschließend im Zylinder ein Vakuum erzeugt; dadurch strömt Blut in den Penis, und es wird die notwendige Steifheit für einen Geschlechtsverkehr erreicht (Abb. 12 b). Ist eine ausreichende Erektion vorhanden, werden die Gummiringe oder -bänder auf die Peniswurzel abgerollt und anschließend der Zylinder entfernt. Der Spannungsring verhindert das Abfließen des Blutes. Die Erektion, die von vielen Anwendern als „ausreichend fest" geschildert wird, kann dadurch bis zu 30 min erhalten bleiben (Cave: ischämische Gewebeschädigung!).

Eine Untersuchung von Derouet u. Ziegler bei 55 Patienten mit organischer erektiler Dysfunktion ergab eine Akzeptanzrate von 47 %, wobei Nonresponder der intrakavernösen Injektion (SKAT) mit 55 % eine deutlich bessere Akzeptanz zeigten als Responder mit 25 %. Bei 87,5 % der Patienten konnte mit dem Erektionshilfesystem zufriedenstellende Erektionen erzeugt werden; nennenswerte Komplikationen traten bei Daueranwendern (längster Verlauf 2,5 Jahre) nicht auf. Beim sog. venösen Leck war die Einsatzmöglichkeit des Systems – auch in Kombination mit der SKAT-Technik – durch den Schweregrad der Okklusionsstörung limitiert.

Die eingeschränkte Akzeptanz weist auf einen Nachteil dieser Methode hin: Sie hemmt die sexuelle Spontaneität, da die Herstellung einer Erektion einer relativ aufwendigen Prozedur bedarf. Dies wird von manchen als störende Unterbrechung ihres sexuellen Zusammenseins erlebt und setzt eine stabile Partnerschaft voraus. Die Erzeugung der Gliedsteife beruht nur auf einer Unterbrechung des venösen Blutrückflusses. Deshalb ist die erreichbare Stärke der Erektion häufig nicht so hoch wie bei Anwendung der SKAT-Technik und läßt während des Geschlechtsverkehrs langsam nach. Von einigen Anwendern wird die fehlende

133

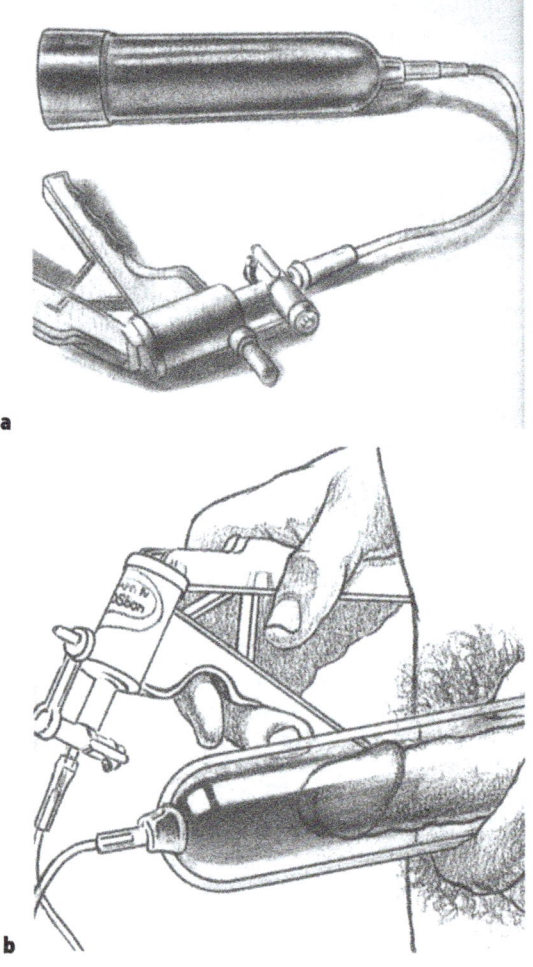

Abb. 12 a,b. Erec-Aid-System (Fa. Heise), a Aufbau, b Anwendung

Gliedsteife unterhalb des Spannungsringes bemängelt. Durch die angelegten Gummibänder kann es zu einer Beeinträchtigung des Samenergusses kommen, d. h., er wird entweder blockiert oder erfolgt retrograd. Bei einigen Anwendern treten bei zu hohem Vakuumdruck punktförmige Hautblutungen oder Blutergüsse im Bereich des Penis auf. Im Vergleich zur SKAT-Technik entstehen bei dieser Methode bei sachgemäßer Anwendung aber keinerlei ernste Komplikationen.

Kontraindikationen sind Blutgerinnungsstörungen sowie hämatologische Erkrankungen, die eine Thrombenbildung im Kapillarsystem begünstigen.

Um die Wirksamkeit des Pumpensystems im Einzelfall zu erproben, ist es sinnvoll, das Gerät in einer mehrwöchigen Testphase zu Hause auszuprobieren.

Dazu wird dem Patienten eine Übungspumpe mit einer ausführlichen Gebrauchsanleitung und einem Anwendervideo ausgeliehen. Gerade bei dieser Methode ist eine Beratung durch den Arzt besonders wichtig, die mögliche Hemmungen und Schamgefühle des Patienten anspricht und mildert. Wenn der behandelnde Arzt bescheinigt, daß die Anwendung des Erec-Aid-Systems medizinisch notwendig ist, übernehmen die Krankenkassen erfahrungsgemäß die Kosten für dieses System. Es wird nur gegen Rezept ausgeliefert.

Schwellkörper-Autoinjektionstherapie (SKAT)

Seit den Veröffentlichungen von Virag (1982), Brindley (1983) und Zorgniotti u. Lefleur (1985) hat die intrakavernöse Anwendung vasoaktiver Substanzen zur Behandlung von Erektionsstörungen zunehmendes Interesse gefunden. Sie ermöglicht bei direkter Injektion in den Schwellkörper trotz krankheitsbedingter hämodynamischer oder neurologischer Störungen bei vielen Patienten eine Erektion. Die Wirkung beruht auf einer Relaxation der glatten Schwellkörpermuskulatur, einer Zunahme des arteriellen Blutzuflusses in die Schwellkörper sowie einer Restriktion des venösen Rückstroms. Da das Corpus cavernosum pharmakologisch ein separates Kompartment darstellt, können dort hohe Konzentrationen der Pharmaka erzielt werden, ohne daß es zu systemischen Nebenwirkungen nach der Verteilung in den Körperkreislauf kommt.

Die Erfolgsrate dieser Methode liegt bei etwa 75 % (Buvat et al. 1996; Goldstein et al. 1996; Kaufman et al. 1996; Porst et al. 1996). Die Dauer der Wirkung einer Injektion ist vor allem von dem verwendeten Medikament, seiner Dosierung und dem individuellen Zustand des Schwellkörpergewebes abhängig. Die SKAT-Technik stellt daher bei operationsbedingten, neurogenen Erektionsstörungen eine sinnvolle Indikation dar und ersetzt in vielen Fällen die wesentlich aufwendigere Penisprothesenimplantation.

Vor dem gewünschten intimen Verkehr injiziert der Mann oder seine Partnerin das Medikament mit einer sehr dünnen Nadel. Die Injektion erfolgt abwechselnd rechts oder links in die seitlich an der Penisbasis liegenden Schwellköper (Abb. 13). Bei Angst vor einer Selbstinjektion ist ein automatisches Injektionsgerät (z. B. OSBON Injec-Aid-System) zu empfehlen.

Zu Beginn der Anwendung dieses Verfahrens ist eine ausführliche Instruktion durch den behandelnden Arzt nötig, der auch die Injektionstechnik am Patienten zeigt. Bis eine für den Einzelfall passende Dosis des Präparats gefunden ist und die Injektionstechnik vom Anwender beherrscht wird, sind meistens 4–6 Besuche in der ärztlichen Praxis erforderlich. Einige Rehabilitationskliniken bieten inzwischen ihren Patienten ebenfalls eine Unterweisung in dieser Technik an. Auffallend ist, daß zwischen 30 und 50 % aller Patienten trotz erfolgreicher SKAT diese

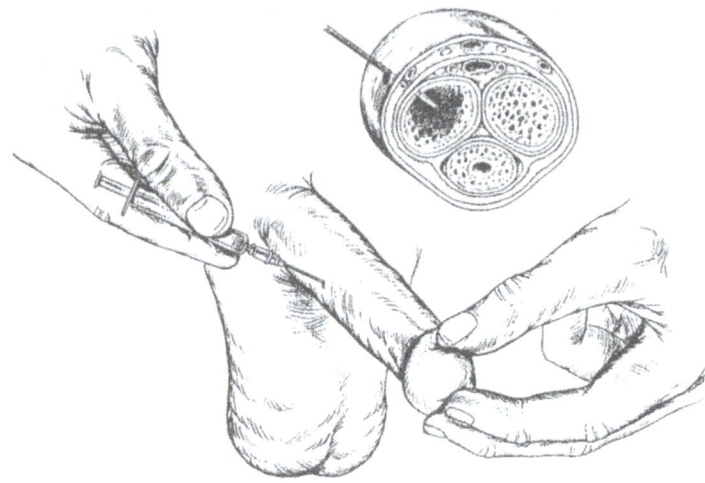

Abb. 13. SKAT-Technik

Behandlung wieder abbrechen bzw. im Alltag nicht praktizieren (Bähren u. Altwein 1986). Als Ursache werden vor allem Injektionsprobleme (Angst dem Einstich, vor Schmerzen oder vor Nachblutungen) sowie Ängste vor Komplikationen genannt.

Während der Phase der Dosisanpassung kommt es in etwa 5–10 % der Fälle zu prolongierten, länger als 3 Stunden andauernden Erektionen. Um eine Gewebeschädigung zu vermeiden, wird unter Blutdruckkontrolle als Antidot ein Alpha-Sympathomimetikum wie Epinephrin (0,03 mg) oder Etilefrin (5–20 mg) intrakavernös injiziert. Während in den ersten Jahren nach der Einführung dieser Methode Papaverin oder eine Mischung aus Papaverin und Phentolamin verwendet wurde, wird gegenwärtig das Prostaglandin E1 bevorzugt, da es nur selten prolongierte Erektionen und Schwellkörperfibrosen auslöst. Dieses Medikament wird demnächst in der Bundesrepublik Deutschland auch als injektionsfertige Einmalspritze in den Apotheken erhältlich sein.

Neuerdings wird experimentell mit dem Calcitonin-Gene-Related-Peptid (CGRP) sowie dem Stickoxyd-Donator Linsidomin-Chlorhydrat (SIN-1) gearbeitet. Bisher besitzt allerdings keine der zur Autoinjektionstherapie verwandten Substanzen eine Zulassung durch das Arzeneimittelbundesamt; der Patient muß daher sein schriftliches Einverständnis erklären. Als mittlere Dosis werden bei Papaverin-Phentolamin-Injektionen 15 mg Papaverin und 0,5 mg Phentolamin angegeben, bei dem Prostaglandin E1 15 µg. In einigen Fällen wird auch ein „triple mix" mit einer Mischung aus Papaverin, Phentolamin und PGE1 angewandt.

Spricht ein Patient auf die SKAT-Technik an, kann aber die Erektion wegen eines venösen Lecks nicht lange genug aufrechterhalten werden, ist die zusätzli-

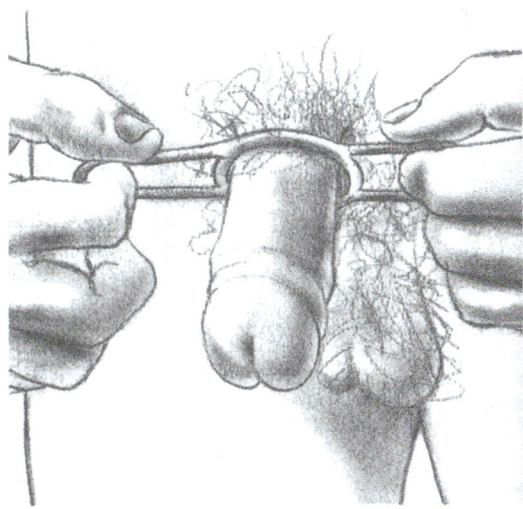

Abb. 14. Spannungsring

che Anwendung eines Spannungsringes (z. B. OSBON Stay-Erec-System) indiziert. Der Ring wird über einen Zylinder an der Basis des erigierten Gliedes plaziert und verhindert den venösen Rückfluß. Nach spätestens 30 min sollte der Ring wieder entfernt werden, um ischämische Schädigungen zu vermeiden (Abb. 14).

Insbesondere wegen der bei einer Reihe von Patienten beobachteten systemischen Nebenwirkungen bestehen medizinische Kontraindikationen für dieses Verfahren (s. Übersicht).

Zur Prophylaxe von Fibrosen empfiehlt es sich, diese Methode nicht häufiger als 2mal wöchentlich anzuwenden. Der Patient ist darauf hinzuweisen, daß er wegen möglicher Gefahren und Komplikationen unter regelmäßiger ärztlicher Kontrolle bleiben und sich dazu etwa einmal pro Quartal in der Praxis vorstellen sollte. Für den Fall eines unerwartet auftretenden Priapismus sollte er auch darüber informiert werden, wo er ggf. nachts Hilfe finden kann. Bei Priapismus sind zur Vermeidung dauerhafter Gewebsschädigungen umgehend Gegenmittel einzusetzen. Fürchtet sich der Patient davor, sich selbst zu spritzen, kann das nach einer entsprechenden Unterweisung auch von seiner Partnerin übernommen werden. Trotzdem ist im Zusammenhang mit der SKAT-Technik eine relativ hohe Drop-out-Rate zu beobachten. So berichten Langer u. Hartmann (1992) von einer kumulativen Rate von 42 %. Dies dürfte auch auf unerwünschte Nebenwirkungen der SKAT-Technik zurückzuführen sein (s. Übersicht).

Die von einigen Ärzten empfohlene Anwendung der SKAT-Technik bei psychogen bedingten Erektionsstörungen muß mit großer Skepsis betrachtet werden. In einigen Fällen wird durch das Erleben der dadurch ausgelösten Erektion „der Bann gebrochen" und der Patient kann in Zukunft auf das Medikament ver-

137

Übersicht 6: Kontraindikationen für die Anwendung der SKAT-Technik

- Herzinfarkt innerhalb des letzten Jahres
- Koronare Herzerkrankung
- Herzrhythmusstörungen
- Herzinsuffizienz
- Arterielle Verschlußkrankheit
- Glaukom
- Leberinsuffizienz
- Sichelzellanämie
- Blutgerinnungsstörungen
- Niereninsuffizienz
- Prostatahyperplasie mit höherer Restharnbildung
- Respiratorische Insuffizienz

Übersicht 7: Unerwünschte Nebenwirkungen der SKAT-Technik

- Schmerzhafte Erektion (insbesondere bei PGR1), wobei dieses Phänomen häufig nach mehreren Anwendungen nachläßt.
- Intra- und subkutane Hämatome an der Injektionsstelle, die sich jedoch folgenlos innerhalb von 2--3 Tagen zurückbilden.
- Prolongierte Erektionen (länger als 3 h) und Priapismus (länger als 6 h)
- Kavernöse Fibrosierung (insbesondere bei Papaverin)
- Schwellkörperinfektion
- Systemische Kreislaufnebenwirkungen (Blutdruckabfall, Schwindelgefühl, Schweißausbruch, allergische Reaktionen, pathologische Leberwerte)
- Penisdeviation
- Sensibilitätsstörungen
- Knotenförmige Verdickungen in der Tunica albuginea an den Injektionsstellen (meist reversibel)
- Hodenschmerzen (besonders bei PGE 1)

zichten. In anderen Fällen werden jedoch die psychischen Ursachen verstärkt oder eine Organfixierung unterstützt. Auch wenn der Betroffene energisch fordert, daß seine Potenz wieder „repariert" werden soll, ist dem möglichst nicht Folge zu leisten und statt dessen auf die Notwendigkeit der Auseinandersetzung mit den seelischen Ursachen und/oder den Partnerproblemen hinzuweisen.

Die bei der Anwendung der SKAT-Technik entstehenden Kosten werden nicht von allen Krankenkassen übernommen. Manchmal kann eine ausführliche ärztliche Stellungnahme oder Empfehlung eine positive Entscheidung der Krankenkasse herbeiführen.

Penisprothesen

Wenn weder die Anwendung eines Erektionshilfesystems noch die SKAT-Technik zum Erfolg führen oder deren Benutzung nicht gewünscht wird, kann auch die operative Einpflanzung einer Penisprothese erwogen werden. Sie ist äußerlich nicht sichtbar, da sie operativ in das Glied eingesetzt wird und dadurch wieder eine Erektion ermöglicht. Appetenz, Ejakulation und Orgasmuserleben werden dadurch nicht beeinflußt. Frauen spüren in der Regel keinen Unterschied zwischen einer natürlichen Erektion und einer durch eine Penisprothese erzeugten Erektion und können daher auch ihren Orgasmus ungestört erleben.

Die Prothesenchirurgie arbeitet mit 3 unterschiedlichen Prothesentypen:

- semirigide bzw. biegsame Stabprothesen,
- einteilige Prothesen mit Flüssigkeitsreservoir oder Federmechanik,
- mehrteilige hydraulische Prothesen.

Die biegsamen Prothesen lassen sich operativ leicht einsetzen, zeigen wenig Komplikationen und sind die preiswertere Alternative. Dabei werden Silikonzylinder in das rechte und linke Corpus cavernosum implantiert, die zu einer dauerhaften Versteifung des Gliedes führen (Abb. 15). Sie haben allerdings eine Reihe von Nachteilen: Die Erektion ist weniger fest als die bei den im folgenden beschriebenen hydraulischen Prothesen. Außerdem kommt es auch nicht zu einer Zunahme des Penisumfangs wie bei einer normalen Erektion. Durch ein Scharnier lassen sich die Prothesen zwar nach oben und unten verbiegen. Trotzdem erleben es vie-

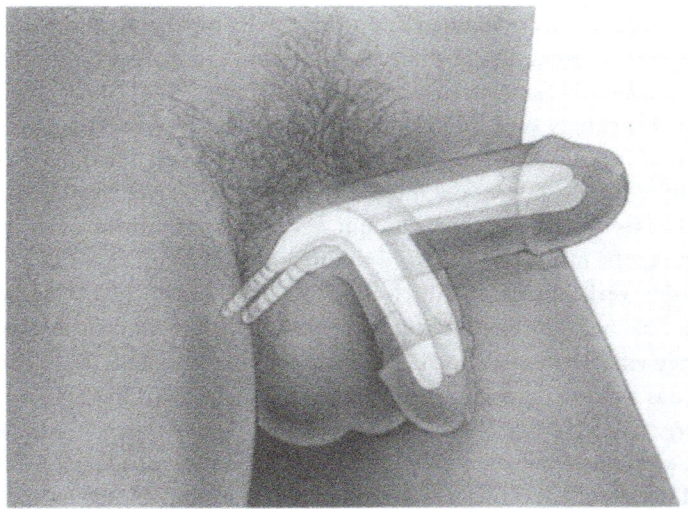

Abb. 15. Biegsames Implantat

139

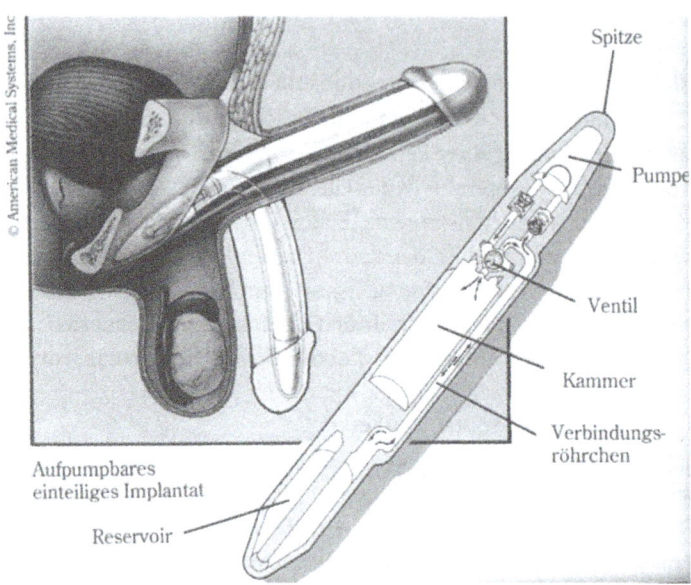

Abb. 16. Einteiliges hydraulisches Implantat

le Patienten als unangenehm oder beschämend, z. B. in der Badehose mit einer „Dauererektion" gesehen zu werden. Die Mehrzahl der Patienten entscheidet sich deshalb heute für eine hydraulische Prothese.

Die einteiligen Prothesen mit Flüssigkeitsreservoir oder Federmechanik (Abb. 16) lassen sich ebenfalls ohne großen Aufwand einsetzen, haben jedoch Nachteile, wenn man ihre Funktion mit der einer natürlichen Erektion vergleicht. Diese Nachteile weisen die hydraulischen Zwei- und Dreikomponentenprothesen nicht auf.. Sie zeigen in ihrem Aussehen in „Ruhestellung", in der Zunahme des Penisumfangs bei der Erektion und in der resultierenden Steife des Gliedes die besten Ergebnisse. Allerdings sind sie in ihrer mechanischen Konstruktionsweise aufwendiger und deshalb schwieriger zu implantieren (Merrill 1986). Sie bestehen aus hydraulischen Zylindern, die die Schwellkörper des Penis ausfüllen, einem Flüssigkeitsreservoir, das im Bauchraum verborgen ist, sowie einer kleinen manuellen Pumpe mit Ventil, die im Skrotum eingesetzt wird (Abb. 17 a, b). Vor dem sexuellen Verkehr werden mittels der Pumpe die künstlichen Schwellkörper gefüllt, bis eine ausreichende Erektion erreicht ist. Neuere Modelle ermöglichen dabei sowohl eine Breiten- als auch Längenausdehnung des Penis. Nach dem Verkehr wird das an der Pumpe liegende Ventil geöffnet, und die Flüssigkeit aus den Schwellkörpern entleert sich passiv wieder in den Reservoirbehälter im Bauchraum. Die klinische Erfahrung zeigt, daß ältere Patienten manchmal Schwierigkeiten mit der Handhabung der Mehrkomponentenprothesen haben und deren Funktion präoperativ am Modell erproben sollten.

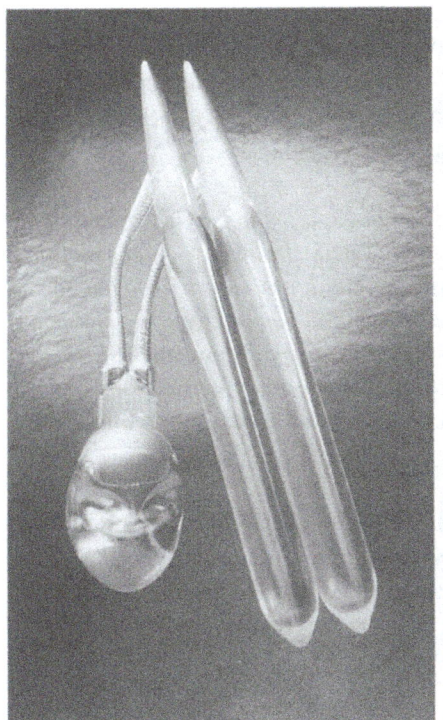
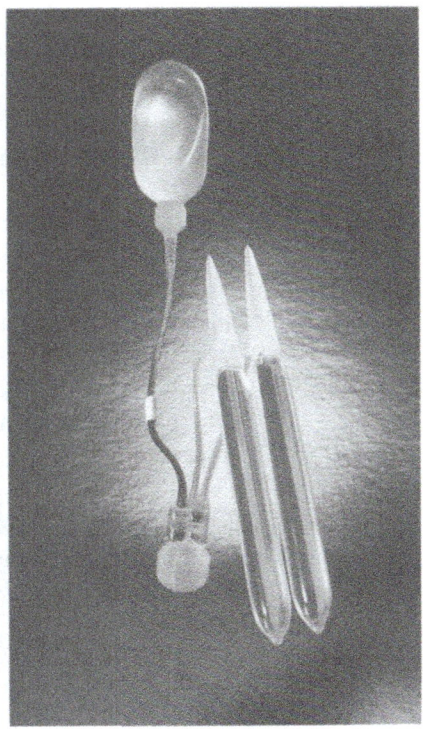

Abb. 17 a,b. Mehrteilige hydraulische Implantate (Fa. Heise)

In ca. 10 % der Fälle soll es zu mechanischen Defekten kommen, die eine Nachoperation erforderlich machen. Allgemein muß mit etwa 2–5 % anderweitigen Komplikationen wie Entzündungen, Schmerzen, Blutungen, Infektionen oder Lageveränderungen der Prothese u. ä. gerechnet werden. Infektionen können die Entfernung der Prothese notwendig machen; nach dem Abklingen der Infektion und der Wundheilung läßt sich etwa ein halbes Jahr später erneut eine Prothese einsetzen. In einer Untersuchung von Goldstein et al. (1997) an 434 Patienten im Z. n. Implantation einer Mentor-alpha 1-Prothese wurden bei einem mittleren Nachbeobachtungszeitraum von 22,2 Monaten folgende Beobachtungen gemacht: 90,8 % der Prothesen zeigten keinerlei Probleme; in 4,4 % der Fälle mußte die Prothese explantiert, in 2,5 % eine operative Revision vorgenommen werden. Von den operierten Patienten äußerten sich in einer schriftlichen Befragung 89 % zufrieden mit der Prothese, 11 % waren eher unzufrieden. Bei einem längeren Nachbeobachtungszeitraum scheint sich allerdings die Zahl der Komplikationen zu erhöhen. So berichten Kabalin u. Kessler (1989) für die 290 zwischen 1975 und 1985 von ihnen operierten Patienten mit Penisprothese eine Fehlfunktions- und Reoperationsrate von 43 %. Fünfzehn Patienten wurden 3-, 4- und einer 5mal nachoperiert.

Bei der Beratung von Patienten über eine potentielle Penisprothesenimplantation ist darauf zu achten, daß nicht die Erwartung geweckt wird, psychisch (mit-)verursachte sexuelle Probleme oder Partnerschaftskonflikte auf „mechanische Weise" beheben zu können. Goldstein et al. (1997, S. 838) bemerken dazu kritisch auf Grund ihrer eigenen Untersuchungsergebnisse:

> *Insertion of an implant can be expected to provide „functioning penile equipment" to engage satisfactorily in vaginal penetration but does not in any way guarantee success in other social areas, such as relationship issues, nonintercourse confidence levels or frequency of sexual expression. Implants can resolve specific erectile difficulties, and no other expectations concerning partner, social activities or work should be anticipated from their use.*

Im Gegensatz zu den Erektionshilfesystemen und der Schwellkörper-Autoinjektionstherapie hat die Implantation von Penisprothesen irreversible Folgen; daher ist bei der Indikationsstellung eine psychogen bedingte Erektionsstörung unbedingt auszuschließen.

Hodenprothesen

Nach der operativen Entfernung eines oder beider Hoden können Prothesen in den Hodensack eingesetzt werden, die in Größe und Form den natürlichen Hoden entsprechen und sich auch so anfühlen. Viele Patienten halten allerdings diese Maßnahme, die direkt im Anschluß an die Orchiektomie vorgenommen wird, für überflüssig und versprechen sich davon keine Verbesserung ihres seelischen Befindens. Ein Patient:

> *Ich kann mir vorstellen, daß das jemandem helfen kann, der wegen der Operation ausgesprochene Minderwertigkeitsgefühle entwickelt – aber mir geht das nicht so, und mich haben auch die möglichen Komplikationen davon abgehalten, eine Prothese einsetzen zu lassen. Das ist jetzt 3 Jahre her, und meine Frau und ich bereuen die Entscheidung in keiner Weise.*

Wie hier anklingt, ist die Einlage einer Hodenprothese mit einer Reihe von Risiken behaftet, insbesondere Entzündungen, Unverträglichkeiten mit dem körpereigenen Gewebe und einer damit verbundenen Abstoßung sowie selten einer Nachhärtung der Prothese.

Hilfen bei Streßinkontinenz

Bei der Streßinkontinenz handelt es sich um unfreiwillige Urinverluste unter körperlicher Belastung, wenn der Blasendruck ohne Detrusorkontraktionen den Urethradruck übersteigt. Der klinische Schweregrad wird in der Gynäkologie vor allem nach Ingelman-Sundberg (1981), in der Urologie nach Stamey (1975) klassifiziert. Zur Therapie steht eine Vielzahl operativer Behandlungsverfahren (Übersicht bei Richter 1996) und konservativer Methoden (Übersicht bei Thüroff u. Petri 1996) zur Verfügung.

Pathologische Veränderungen der Topographie und höhere Grade der Inkontinenz (Grad II und III) sind Indikationen für eine operative Korrektur; in anderen Fällen kann ein konservativer Behandlungsansatz gewählt werden. Dabei stehen unterschiedliche Verfahren zu Verfügung (s. Übersicht).

Häufig läßt eine Inkontinenz sexuelle Wünsche erst gar nicht aufkommen. Wer auf das Tragen von Vorlagen angewiesen ist, hält sich oft für sexuell nicht attraktiv und vermeidet deshalb eine sexuelle Annäherung. Die Aufklärung über symptomlindernde Maßnahmen und die Möglichkeiten einer konservativen oder operativen Behandlung einer Inkontinenz muß also ein selbstverständlicher Bestandteil einer sexualmedizinischen Beratung sein.

Übersicht 8: Behandlungsmethoden bei Streßharninkontinenz

- Beckenbodentraining nach Kegel
- Externe Elektrostimulation (z. B. INCONTI-System, Fa. Heise)
- Pharmakotherapie (α-1-Adrenergika, Östrogene)
- Pessare
- Urethrastöpsel

Psychotherapeutische Behandlungsverfahren bei sexuellen Störungen

Wird im Gespräch mit dem Patienten deutlich, daß er durch seine Erkrankung an Grenzen seiner individuellen Bewältigungsmöglichkeiten gerät und sich Symptome einer Anpassungsstörung (F 43.2 ICD-10) entwickeln, ist an eine Mitbehandlung durch einen ärztlichen oder psychologischen Psychotherapeuten zu denken.

Dies gilt in gleicher Weise, wenn die Bewältigung der sexuellen Einschränkung nicht in angemessener Weise gelingt. Als Indikationsstellungen sind anzusehen:

- Die sexuelle Störung ist überwiegend seelisch bedingt, z. B. durch im Rahmen einer Maligomerkrankung aufgetretene lebensbedrohliche Ängste oder depressive Verstimmungen.
- Die sexuelle Störung ist zwar körperlich bedingt, aber seelische Faktoren (z. B. neurotische Konflikte) sind dafür verantwortlich, daß eine adäquate Bewältigung mißlingt.
- Das sexuelle Problem hat eine massive Selbstwertstörung zur Folge, die sich z. B. in zunehmendem Rückzug gegenüber dem Partner äußert.
- Die sexuelle Störung ist nicht ursächlich zu behandeln, und es gelingt dem Betroffenen nicht, den Verlust zu akzeptieren oder zu ertragen.
- Durch die Erkrankung und/oder ihre Behandlung werden bereits vorher bestehende Partnerschaftskonflikte aktualisiert, die sich störend auf die Sexualität auswirken.

Eine Psychotherapie ist auch dann indiziert, wenn neben der sexuellen Störung eine psychische Beeinträchtigung oder Erkrankung besteht. Untersuchungen von Derogatis et al. (1983) zur Prävalenz dieser Störungen im Zusammenhang mit einer Krebserkrankung ergaben bei 47 % der Patienten psychiatrische Störungsbilder im Sinn des DSM III. Davon waren 32 % Anpassungsstörungen und 6 % affektive Störungen. Es bleibt unklar, ob diese Symptome durch die Erkrankung ausgelöst wurden oder bereits zuvor bestanden hatten.

Psychische Störungen wirken sich zum Teil unmittelbar auf das sexuelle Erleben und Verhalten aus. So leiden etwa 50–90 % der depressiven Patienten unabhängig von einer medikamentösen Behandlung an einem verminderten sexuellen Interesse (Hamilton 1960; Nelson u. Charney 1981; Caspar et al. 1985). Etwa ein

Drittel medikamentös unbehandelter Depressiver klagt über Libidoverlust, verzögerte Ejakulation, Anorgasmie und Erektionsstörungen (Mathew et al. 1980). Derartige sexuelle Störungen konnten in kontrollierten Untersuchungen wiederholt bestätigt werden (Thase et al. 1988; Nofzinger et al. 1993). Die Situation wird noch weiter dadurch kompliziert, daß Antidepressiva ihrerseits zu sexuellen Dysfunktionen führen oder diese verstärken können (Baier u. Philipp 1994).

Grundsätzlich ist zwischen einer Psychotherapie und einer Sexualtherapie zu unterscheiden, auch wenn die Grenzen zwischen beiden fließend verlaufen und gerade im Bereich der Sexualtherapien zunehmend seelische Konflikte und die Paardynamik mit einbezogen werden.

Bei einer *Psychotherapie* geht es ganz allgemein um die Behandlung von seelischen Konflikten und Ängsten, die sich auch auf die Sexualität auswirken können. Im Mittelpunkt steht aber nicht die gezielte Behandlung einer sexuellen Störung.

Im Gegensatz dazu legt die *Sexualtherapie* den Schwerpunkt auf die Behandlung der sexuellen Störung und berücksichtigt dabei die Gesamtpersönlichkeit des Patienten nur insoweit, wie es für die erfolgreiche Beseitigung des sexuellen Symptoms erforderlich ist.

Psychotherapie

Seit der Entdeckung der Psychoanalyse durch Sigmund Freud zu Beginn dieses Jahrhunderts hat sich eine Vielzahl unterschiedlichster psychotherapeutischer Schulen und Richtungen entwickelt. So beschreibt ein deutschsprachiges Psychotherapiehandbuch über 800 verschiedene Behandlungsmethoden. Selbst für Fachleute ist es inzwischen schwer, einen kritischen Überblick zu behalten. Das gilt erst recht für Laien, die sich mit einem nahezu unerschöpflichen „Psychomarkt" konfrontiert sehen.

Die Psychotherapieforschung hat sich in den letzten Jahren intensiv damit auseinandergesetzt, ob es für die unterschiedlichen Therapieverfahren gemeinsame Wirkfaktoren gibt. Die Qualität der Beziehung, die sich zwischen dem Behandelnden und dem Patienten entwickelt, scheint ganz allgemein für den Erfolg einer Therapie von Bedeutung. Wichtige Vorbedingung sind Eigenschaften des Therapeuten, die er seinem Patienten entgegenbringt, wie Akzeptanz, Wärme, Respekt, Empathie und Fürsorge. Das jeweils angewandte Verfahren – sei es Psychoanalyse, Verhaltenstherapie, Gestalttherapie, Gesprächspsychotherapie oder ein körpertherapeutisches Verfahren – ist dagegen erst in zweiter Linie von Bedeutung. Die sich entwickelnde Beziehung macht es möglich, sich den vorliegenden Problemen des Patienten schrittweise anzunähern und eine Perspektive zu entwickeln, die ihm ein Verständnis der eigenen Situation und der mit ihr verbundenen Ängste und Konflikte ermöglichen. Dadurch wird der zweite Schritt, der Aufbau von Bewältigungsformen, unterstützt.

Eine 43jährige verheiratete Frau kommt nach der Behandlung eines Zervixkarzinoms in die Sprechstunde und berichtet: Obwohl sie erfolgreich operiert worden sei und ihr die Ärzte in der Klinik versichert hätten, daß sie nicht mit Einschränkungen ihrer Sexualität rechnen müsse, leide sie seit diesem Zeitpunkt unter Orgasmusschwierigkeiten. Im weiteren Gespräch verdichtet sich der Eindruck, daß seelische Gründe für die Problematik verantwortlich sind und der Patientin wird deshalb eine psychotherapeutische (Mit-)Behandlung empfohlen.

In den therapeutischen Sitzungen schildert die Patientin zunächst die Ängste, die die Krebserkrankung in ihr erzeugt habe. Sie habe das Gefühl, daß „ein Gottesurteil" an ihr vollzogen worden ist. Vorher habe sie einfach nur vor sich hingelebt und das Leben leicht genommen und sich einfach immer selbst in die Tasche gelogen: „Nun habe ich meinen Schuß vor den Bug bekommen. Wer weiß, was jetzt noch auf mich zukommt."

In den folgenden Sitzungen fragt sie der Psychotherapeut nach ihrer Ehe und der Beziehung zu ihrem Ehemann. Sie berichtet, er sei 5 Jahre älter als sie, „ein herzensguter Mensch, fast zu gut für diese Welt". Eigentlich habe sie ihn gar nicht verdient. Auf die Nachfrage, wie Sie dies meine, antwortet sie zunächst nicht. Dann sagt sie: „Wie er sich um mich gekümmert hat, als ich im Krankenhaus lag, das war schön. Er hat sich tagelang freigenommen, an meinem Bett gesessen und meine Hand gehalten." Schrittweise werden danach unbewußte Schuldgefühle der Patientin deutlich, die in unmittelbarem Zusammenhang mit ihrer sexuellen Störung stehen. „Ich denke manchmal, ich habe die Strafe dafür bekommen, daß ich über Jahre hinweg sexuelle Beziehungen zu anderen Männern hatte. Daß ich keine Lust mehr empfinden kann, ist jetzt die Quittung dafür!"

In den insgesamt 17 Sitzungen einer psychodynamisch orientierten Therapie kann der Konflikt so weit bearbeitet werden, daß die sexuelle Einschränkung verschwindet.

In ähnlicher Weise kann eine Vielzahl seelischer Faktoren Einfluß auf die Sexualität nehmen und die Bewältigung sexueller Störungen erschweren oder verhindern. Eine Psychotherapie ermöglicht dem Betroffenen, sich die eigenen Ängste und Konflikte bewußt zu machen und sich in der Folge konstruktiv damit auseinanderzusetzen.

Die Kosten für eine Psychotherapie werden von den Krankenkassen nur dann übernommen, wenn es sich um eine tiefenpsychologisch fundierte Psychotherapie, eine Psychoanalyse oder um eine Verhaltenstherapie handelt. In anderen Fällen wird von manchen Kassen in begründeten Ausnahmefällen eine Kostenzusage erteilt (Erstattungsverfahren). Man sollte sich zuvor also unbedingt mit der Krankenkasse in Verbindung setzen oder mit dem Psychotherapeuten über die entstehenden Kosten sprechen.

Sexualtherapie

Die amerikanischen Sexualwissenschaftler Masters u. Johnson (1970) haben ein Programm zur gezielten Behandlung sexueller Funktionsstörungen entwickelt, das in den letzten Jahren weiter verbessert und modifiziert wurde (Zimmer 1985; Kaplan 1990; Arentewicz u. Schmidt 1993; Hoyndorf et al. 1995). Es handelt sich dabei um gezielte Verhaltensanleitungen zu Sexualübungen, die der Patient entweder alleine oder gemeinsam mit dem Partner zu Hause durchführen kann.

An jede Übung schließen sich therapeutische Sitzungen an, in denen die Möglichkeit besteht, Erlebnisse und Empfindungen zu besprechen und aufzuarbeiten. Die Übungen reichen vom eigenen und gegenseitigen Erkunden des Körpers über Möglichkeiten der Selbstbefriedigung bis hin zur Vermittlung gezielter sexueller Techniken, z. B. die Unterbindung eines vorzeitigen Samenergusses durch die Start-Stop- und die Squeeze-Technik oder Masturbationsübungen bei Orgasmusproblemen von Frauen und Männern. Im Gegensatz zu einer konfliktaufdeckenden Psychotherapie konzentriert sich die Sexualtherapie auf die Symptome, und es werden konkrete Verhaltensanleitungen gegeben. Die Lebensgeschichte, die aktuelle Lebenssituation und die Partnerschaft werden nur so weit näher betrachtet, wie es zur erfolgreichen Bewältigung des sexuellen Problems erforderlich erscheint.

Bei einem 28jährigen Patienten entwickelt sich nach der Diagnose und Behandlung eines Hodentumors eine Erektionsstörung. Die urologische Untersuchung ergibt keinen Hinweis darauf, daß krankheits- oder therapiebedingte körperliche Ursachen für dieses Symptom verantwortlich sind. Der Patient wird daher an einen niedergelassenen Sexualtherapeuten überwiesen, der eine Reihe von Gesprächen mit dem Patienten und später auch mit dessen Partnerin führt, um Hinweise auf mögliche seelische Ursachen der Erektionsstörung zu erhalten. Es stellt sich heraus, daß der Mann durch die operative Entfernung eines Hodens stark verunsichert ist und Angst hat, nicht mehr ausreichend potent zu sein. Seine Lebensgefährtin empfindet er als sexuell sehr anspruchsvoll, was seine Ängste noch verstärkt. Es ist jedoch für einen Mann kaum möglich, eine Erektion zu ent-

wickeln und aufrechtzuerhalten, wenn er Angst hat. In den Übungen wird deshalb zu Beginn ein „Koitusverbot" ausgesprochen, d. h., dem Paar wird nahegelegt, für einige Wochen auf den Geschlechtsverkehr zu verzichten. Die beiden sollen sich statt dessen während dieser Zeit streicheln und liebkosen. Außerdem erhalten sie Anleitungen zu bestimmten Übungen, die darauf abzielen, die sexuellen Lustempfindungen zu erhöhen.

Über den Behandlungsverlauf äußert der Patient später: „Wir waren beide erleichtert, daß dieser Zwang zum Geschlechtsverkehr erst einmal weg war und wir einfach mal schmusen konnten. Ich brauchte keine Erektion mehr zu haben, und meine Frau fühlte sich nicht mehr verpflichtet, mein Glied steif zu bekommen. Bei den Übungen, die wir dann alleine oder auch gemeinsam gemacht haben, wurden wir regelrecht scharf – aber wir haben uns dennoch zunächst eisern daran gehalten: kein Geschlechtsverkehr! Es war wie ein neckisches Spiel nach dem Motto: Liebling, tut mir leid – du mußt noch warten! Weil ich nicht mehr „mußte", konnte ich auf einmal wieder. Ich bekam wieder eine richtige Erektion. Als uns dann der Therapeut endlich wieder „erlaubt" hat, miteinander zu schlafen, war es eine ganz tolle Sache – wir waren hungrig aufeinander wie beim „ersten Mal". Heute ist alles wieder wie früher – wir haben viel Spaß miteinander, und meine Leistungsängste sind vollkommen verschwunden."

Eine ausführliche Darstellung sexualtherapeutischer Interventionsformen findet sich z. B. bei Arentewicz u. Schmidt (1993), Hoyndorf et al. (1995) und Sigusch (1996).

Obwohl die Erfolgskriterien nicht eindeutig definiert sind, berichten Masters u. Johnson über sehr gute Erfolge bei ihrem sexualtherapeutischen Vorgehen. Bei Männern mit Ejaculatio praecox betrug die Erfolgsquote 97,8 %, bei primärer Erektionsstörung 59,4 %; bei Frauen mit primärer Anorgasmie 83 %, bei sekundärer Anorgasmie 77 %. Diese Zahlen blieben auch bei katamnestischen Nachuntersuchungen bis zu 5 Jahre nach Therapieabschluß weitgehend stabil.

Leider gibt es in der Bundesrepublik Deutschland noch zu wenige qualifiziert ausgebildete Sexualtherapeuten. Kontaktadressen sind über die Beratungsstellen von Pro Familia sowie über die Deutsche Gesellschaft für Sexualforschung (DGS) zu erhalten (s. Adressenverzeichnis S. 185).

Körpertherapeutische Verfahren

Die Anwendung eines körpertherapeutischen Verfahrens, z. B. der konzentrativen Bewegungstherapie (KBT), ist vor allem bei Körperbildstörungen indiziert, die sich sekundär hemmend auf die Sexualität auswirken. Körperliche Erkrankungen und die mit ihnen einhergehenden therapeutischen Maßnahmen erschüttern häufig ein bis dahin selbstverständliches Selbst- und Körperbild in massiver Weise. Durch den Verlust eines erkrankten Geschlechtsorgans wird zwar die sexuelle Identität nicht in Zweifel gezogen, aber das Selbstwertgefühl als Mann oder Frau beeinträchtigt. Die Stabilisierung des Selbstwertgefühls ist also eine wichtige Komponente der sexualmedizinischen Betreuung und Rehabilitation, bei der auch körpertherapeutische Verfahren sinnvoll zum Einsatz kommen können.

Schritte zu einer subjektiven Verarbeitung sexueller Einschränkungen

In unserer Gesellschaft wird der Umgang mit einer sexuellen Störung vor allem durch 2 Umstände erschwert. Einerseits herrscht in unserer Vorstellung auch in der Sexualität das Prinzip der „Machbarkeit": Sie soll vor allem funktionieren und sich den allgemein gültigen Leistungsnormen unterwerfen. Andererseits fällt es Menschen deswegen schwer, über sexuelle Probleme, insbesondere über „sexuelles Versagen", offen mit anderen zu sprechen – sei es mit dem eigenen Partner, dem behandelnden Arzt oder einem guten Freund. Die klinische Erfahrung zeigt aber eindringlich, wie wichtig gerade das Miteinandersprechen ist, um sexuelle Probleme bewältigen zu können.

Trauerarbeit

Gleichgültig, ob es sich um Einbußen sexueller Funktionen oder um therapiebedingte Veränderungen des Körperbildes handelt, es sind Verluste, mit denen sich der Betroffene auseinandersetzen muß: dem Verlust von erotischer oder sexueller Potenz, von vertrauten und lustvollen Formen der sexuellen Befriedigung oder sogar von Körperteilen. In der Psychoanalyse wird im Zusammenhang mit Objektverlusten von der notwendigen „Trauerarbeit" gesprochen. Das Trauern ist notwendiger und unumgänglicher Bestandteil einer Bewältigung und wird erschwert, wenn der Versuch unternommen wird, den Patienten in hilfreicher Absicht zu trösten (Beispiel: „Das ist gar nicht so schlimm, wie Sie denken. Wir können in einer späteren Operation einen sehr schönen Brustaufbau vornehmendurchführen.") Diese von Mitgefühl getragene Äußerung eines Kollegen übergeht den ersten Schritt: die Anerkennung des ganz realen Verlustes und der damit verbundenen Gefühle von Schmerz und Trauer (Beispiel: „Das ist schlimm, sich vorzustellen, daß die eigene Brust entfernt werden muß.").

Akzeptanz des veränderten Körperbildes

Zahlreiche Krankheitsbilder und die mit ihnen verbundenen therapeutischen Maßnahmen führen zu vorübergehenden oder auch bleibenden Veränderungen des Körperbildes. Das Körperbild kann als zentraler Bestandteil des Selbstkonzeptes einer Persönlichkeit angesehen werden und entwickelt sich u. a. als Folge früher körperlicher Beziehungserfahrungen:

> *Das Ich ist vor allem ein körperliches… (es) ist in letzter Instanz von den körperlichen Empfindungen abgeleitet, vor allem von denen, die von der Oberfläche des Körpers herrühren (Freud 1923).*

Clement u. Löwe (1996, S. 255) schlagen folgende Definition vor:

> *Wir verwenden die Begriffe Körperbild, Körpererleben und Körperkonzept synonym. Sie beziehen sich auf die kognitiven, affektiven und bewertenden Aspekte des körperlichen Selbstkonzeptes. Diese Wahrnehmungen, Kognitionen, Affekte und Bewertungen bilden in ihrer Gesamtheit das Körperbild. Das Körperbild ist als relativ zeitstabil, aber nicht als grundsätzlich unveränderbar anzusehen.*

Da in unserer Gesellschaft Jugendlichkeit, Spannkraft und Gesundheit verherrlicht werden, lösen negative Veränderungen des Körperbildes Gefühle von Unsicherheit, Scham oder Ekel aus. Daraus resultiert oft die Furcht, vom Partner abgewiesen zu werden, weil man sich als ungenügend, unattraktiv und nicht liebenswert empfindet. Manche vermeiden es, sich dem Partner unverhüllt zu zeigen, oder ziehen sich von allen sozialen Kontakten zurück. Das Akzeptieren der körperlichen Veränderungen ist gleichbedeutend mit dem Abschiednehmen und dem Loslassenkönnen des vertrauten Körperbildes. Neben dem „Loslassen" benötigt der Patient auch Mut, mit dem veränderten Körper sexuelle Wünsche zuzulassen und zusammen mit dem Partner zu einem neuen, manchmal sogar schöneren und bewußteren intimen Zusammensein zu finden.

Hilfreiche Informationen

Voraussetzung für einen adäquaten Umgang mit sexuellen Störungen sind Kenntnisse über deren Ursachen und Auswirkungen. Je größer das Wissen des Patienten ist, desto besser sind seine Chancen, passende Bewältigungsstrategien zu entwickeln. Viele Patienten erleben es als hilfreich, wenn sie bei ihrer Informationssuche durch ihren Arzt unterstützt werden, z. B. durch Hinweise auf Veröffentlichungen (s. Anhang), Patienteninformationsdienste (z. B. Krebsinformationsdienst Heidelberg), Möglichkeiten des Austauschs mit anderen Betroffenen (z. B. Selbsthilfegruppen).

Versagensangst

Oft ist bei Patienten eine sich selbst verstärkende Angst zu beobachten: Die Angst zu „versagen" führt dazu, daß die Betroffenen sexuelle Kontakte meiden. Gerade Männer werden oft Opfer ihrer eigenen Leistungsansprüche in der Sexualität. Sie sind während des Zusammenseins mit einer Frau von dem Gedanken beherrscht, ob sie eine „richtige" Erektion bekommen und/oder sie aufrechterhalten können. Die Konzentration auf diese Gedanken und die daraus resultierende Angst und Anspannung verursachen ein „sexuelles Versagen" im Sinne einer Selffulfilling prophecy. Beim nächsten intimen Zusammensein führt diese Versagensangst durch die innere Anspannung erst recht zu erneuten sexuellen Schwierigkeiten. Der Betroffene bewegt sich in einem Teufelskreis von Versagensangst und daraus resultierendem Versagen. Ein 54jähriger Patient berichtet über seine diesbezüglichen Erfahrungen:

> Wenn ich jemandem einen Ratschlag geben soll, dann den, nichts erzwingen zu wollen. Ich wußte durch das Aufklärungsgespräch mit meinem Arzt, daß ich nach meiner Operation mit Erektionsstörungen rechnen mußte, sie zumindest nicht mit absoluter Sicherheit zu verhindern wären. Das hat bei mir zur Folge gehabt, daß ich mich nach der Operation richtig darauf konzentriert habe, ob ich nun eine Erektion bekommen kann oder nicht. Wenn ich mit meiner Frau zusammen war, habe ich mich kaum auf etwas anderes einstellen können – ich habe mich richtig darauf versteift. Und dann ging natürlich gar nichts. Beim nächsten Mal habe ich erst recht daran denken müssen – und bekam natürlich wiederum keine Erektion. Bis ich gemerkt habe, daß ich es nicht erzwingen kann – erst dann habe ich lockerlassen können. Ich habe mich einfach mit meiner Impotenz abgefunden, dem Sex ade gesagt und mich sozusagen auf die faule Bärenhaut gelegt. Und siehe da, plötzlich ging es! Deswegen sage ich heute: Es hat keinen Sinn, mit aller Gewalt erzwingen zu wollen, daß alles wieder wie vorher läuft.

Das Problem kann noch weiter verschlimmert werden, wenn ein großes Bedürfnis danach besteht, den Partner sexuell zu befriedigen oder dessen Wünschen zu entsprechen, und deshalb das Symptom erst recht als eigenes „Versagen" erlebt wird. Abhilfe kann nur das offene Gespräch schaffen, um den „Erfolgsdruck" zu reduzieren und damit die angstfreie Entwicklung sexueller Lust zu ermöglichen. In einem gemeinsamen Gespräch kann der Arzt einen hilfreichen Dialog zwischen den Partnern fördern und dadurch zu einem Abbau der Ängste beitragen.

Ein Patient:

> *Ich weiß nicht, wie viele vergebliche Anläufe ich gemacht habe, meiner Frau einzugestehen, daß ich Probleme mit meiner Erektion habe. Meine Frau hat so eine ironische Art, macht gerne spitze Bemerkungen, nimmt einen auf den Arm, wo man dabeisteht. Eigentlich mag ich das ganz gerne. Aber wegen meiner Potenz – da wollte ich mich nicht unbedingt auslachen lassen. Das geht irgendwie an die Substanz. Ich habe deshalb alles mögliche versucht, um keine Situation entstehen zu lassen, in der es zum Beischlaf kommt. Ich wußte einfach nicht, wie ich es ihr erklären sollte. Ich war dann doch froh, daß mein Arzt das Thema in der Sprechstunde angesprochen hat, als meine Frau dabei war. Es war erst einmal wie ein „Hosen runterlassen", aber danach konnten wir offen darüber sprechen – wir haben nur seinen Anstoß gebraucht.*

Neue Formen der sexuellen Befriedigung

Auch wenn vertraute Wege der Befriedigung durch die Erkrankung versperrt sind, braucht das nicht zum vollkommenen Verlust der Sexualität zu führen. Ein Beispiel dafür können beim sexuellen Verkehr auftretende Schmerzen sein, die durch unterschiedlichste Ursachen ausgelöst werden. In vielen Fällen ist es hilfreich, beim Intimverkehr andere Stellungen einzunehmen, die vielleicht ungewohnt sind, aber weniger oder keine Schmerzen verursachen. Viele Paare entwickeln im Laufe der Jahre eine „Lieblingstellung", die sie vorwiegend einnehmen, wenn sie miteinander schlafen. Gerade diese mag aber bei einer bestimmten Erkrankungssituation unangenehm oder schmerzauslösend sein. Hier gilt grundsätzlich: Jede Form des sexuellen Kontakts, die beiden Partnern Befriedigung bereitet, ist gut – auch wenn sie in den Augen anderer vielleicht ungewöhnlich erscheint. Dazu eine Frau nach Hysterektomie:

> *Während wir früher miteinander schliefen, lag ich meistens unten und mein Mann auf mir – eben die „klassische" Stellung. Aber nach der Operation habe ich öfter Schmerzen empfunden, wenn mein Mann dabei zu tief in mich eindrang und an das Ende meiner Scheide stieß. Das führte dazu, daß ich mich aus Angst vor einer neuen Schmerzattacke nicht mehr gehenlassen konnte und dann auch keinen Orgasmus mehr bekam. Ich habe dann mit meinem Mann darüber gesprochen, und er schlug mir*

> *vor, doch eine andere Stellung auszuprobieren. Seit dieser Zeit bevorzuge ich es, auf meinem Mann zu sitzen. Ich kann damit zu jedem Zeitpunkt bestimmen, wie tief er in mich kommt und wie heftig wir uns bewegen. Seither fühle ich mich viel besser.*

Die Entwicklung neuer Formen sexueller Befriedigung kann auch die Verwendung von Hilfsmitteln wie einem Erektionshilfesystem einschließen – auch wenn es zunächst fremd erscheint, wenig vorstellbar ist und seine Erprobung Mut kostet. Ein Patient berichtete dazu:

> *Am Anfang habe ich gedacht, so etwas kann ich nie benutzen – schon gar nicht, wenn ich mit meiner Frau zusammen bin. Aber dann habe ich mir überlegt: Wenn jemand einen Arm verloren hat und eine Prothese verwendet, sagt ja auch niemand etwas. Und irgendwie ist es ja was Ähnliches. Also warum sollte ich da nicht auch ein Hilfsmittel benutzen? Und ich glaube, weil ich es dann schließlich so selbstverständlich benutzt habe, kam auch gar keine Verlegenheit mehr zwischen uns auf.*

Sexualität – nicht nur Geschlechtsverkehr

Auch wenn ein Patient durch seine Erkrankung oder deren Behandlung in seiner Fähigkeit eingeschränkt ist, einen Koitus zu vollziehen, heißt das nicht, daß er über keine Sexualität mehr verfügt. Es gerät in dieser Situation oft in Vergessenheit, daß der ganze Körper ein sinnliches und potentiell sexuelles Organ ist und diese Fähigkeit zum Empfinden lustvoller Berührungen nur in wenigen Fällen völlig verlorengeht. Gemeinsam gelebte Sexualität ist nicht nur Geschlechtsverkehr. Der Koitus ist *eine* Ausdrucksform einer liebevollen Beziehung zwischen zwei Menschen, aber nicht die einzige. Viele Paare verzichten beim Auftreten einer sexuellen Einschränkung nicht nur auf jeglichen Versuch, den Geschlechtsverkehr zu vollziehen, sondern auch auf jede andere Form von Zärtlichkeit und Körperkontakt. Dabei ist der gesamte Körper für zärtliche und erregende Berührungen empfänglich, und zur Liebkosung eignen sich ebenso die Hände, die Lippen, die Zunge oder andere Körperteile. Das Ausprobieren sollte alle zur Verfügung stehenden Sinne umfassen, denn sie alle können zu sexueller Lust beitragen: Sehen, Hören, Riechen, Schmecken oder Tasten.

Rolle des Partners und der Angehörigen

In allen Untersuchungen wird die Ehe bzw. Partnerschaft als das wichtigste System der sozialen Unterstützung bei Krankheit angesehen. Goodwín (1987) untersuchte bei 28 000 Krebspatienten den Zusammenhang zwischen Familienstand und Diagnose, Therapie und Überlebenszeit. Die wichtigsten Ergebnisse: Bei Verheirateten wird deren Krebserkrankung häufiger in einem frühen Krankheitsstadium diagnostiziert, und sie werden häufiger definitiv oder potentiell kurativ behandelt (d. h. „geheilt") als ledige Patienten. Das Vorhandensein eines (Ehe-)Partners korreliert dadurch mit einer Zunahme der Fünfjahresüberlebensdauer. Verheiratete zeigen außerdem ein geringeres Maß an Depression und Ängstlichkeit als Ledige, was auf eine bessere Krankheitsbewältigung hinweist.

Die emotionale Unterstützung durch den Partner wird als besonders bedeutsam angesehen (Dunkel-Schetter 1981): das Wahrnehmen und Ansprechen von Gefühlen des Betroffenen, das Miteinanderteilen von Gefühlen und Erfahrungen sowie körperliche Formen der Zuwendung. In einer Untersuchung an 200 Brustkrebspatientinnen einer onkologischen Ambulanz wurde danach gefragt, wer bisher geholfen habe, mit der Erkrankung zurecht zu kommen. Von den Betroffenen wurden an erster Stelle Angehörige der Familie benannt; dabei gaben 87,1 % insbesondere die Hilfe von ihrem Partner an (Kirstgen u. Bastert 1994). Buddberg et al. (1984, S. 46) betonen am Beispiel des Mammakarzinoms die Bedeutung der Qualität der Partnerbeziehung für die Krankheitsbewältigung: „Harmonische Ehen scheinen mehr Ressourcen zu haben, krankheitsbedingte Veränderungen zu meistern, als Paare, in denen die Partner unzufrieden sind und wenig gegenseitiges Vertrauen haben."

In vielen Fällen ist die Krebserkrankung nicht die erste Belastungsprobe, der sich ein Paar ausgesetzt sieht. Und wie in anderen Krisensituationen auch sind gemeinsame Gespräche über das, was beide Partner gefühlsmäßig erleben, von entscheidender Bedeutung, um die Herausforderungen gemeinsam erfolgreich zu bewältigen und eine befriedigende (auch sexuelle) Beziehung aufrechtzuerhalten. Erfahrungsgemäß neigen Männer dazu, Probleme alleine lösen zu wollen, während Frauen eher gemeinsame Problemlösungen anstreben.

Die Ehefrau eines Patienten, der einen künstlichen Darmausgang angelegt bekam, äußerte sich in einem Gespräch über ihre Einstellung zu der Partnerschaft:

Es war für mich selbstverständlich, daß ich meinem Mann in dieser Situation beistand – es hätte schließlich auch genausogut umgekehrt kommen können, und ich wäre die Betroffene gewesen. Ich habe meine Aufgabe damals vor allem darin gesehen, ihm soweit wie möglich Beistand zu leisten und ihm das Gefühl zu vermitteln, daß ich ihn immer noch als attraktiv

> *ansehe – und daß die Plastiktüte an seinem Bauch daran für mich nichts ändert. Natürlich habe auch ich mich daran gewöhnen müssen, zumal er in der ersten Zeit einige Probleme mit der sachgerechten Stomaversorgung hatte. Aber das macht doch eine Beziehung aus, daß man sich auf den anderen verlassen kann, oder? Ich denke, ein Stoma wird nur dann zu einem wirklichen Problem, wenn es bereits vorher Unstimmigkeiten gegeben hat.*

Die gemeinsame Bewältigung einer Krankheit kann durch folgende Situationen erschwert weden:

- Bereits vor dem Ausbruch der Krankheit lagen Konflikte zwischen den Partnern vor oder diese wurden von beiden verleugnet. Dem Paar gelingt es deshalb nicht, auch noch die zusätzlichen Belastungen zu tragen.
- Die Partner versuchen sich wechselseitig zu schonen.
- Belastungen werden nicht ausgesprochen, und es kommt dadurch zu wechselseitigen Fehleinschätzungen; hier besteht auch die Gefahr, daß sich einzelne Familienmitglieder überfordern.
- Der Partner nimmt eine gut gemeinte, aber eher überfürsorgliche Haltung ein, und dadurch wird es dem Erkrankten schwer macht, eigene Schritte zur Bewältigung zu entwickeln.

Die Bewältigung krankheits- und therapiebedingter sexueller Störungen wird nicht nur durch den Patienten geleistet; sie betrifft in gleicher Weise den Partner und kann durch ihn unterstützt, aber auch erschwert werden. So führt z. B. ein durch eine Operation verursachter Erektionsverlust anfangs häufig zu einem Vermeidungsverhalten, und die Partnerin muß akzeptieren, daß sich ihr impotenter Partner zunächst aus der gemeinsamen Sexualität zurückzieht, um sich vor Kränkungen und Minderwertigkeitsgefühlen zu schützen.

Besondere Probleme können sich dann ergeben, wenn ein krebskranker Partner durch eine Operation körperlich entstellt wird, insbesondere im Mund-, Kiefer- und Gesichtsbereich oder am Kehlkopf. Für die meisten Menschen repräsentiert das Gesicht mit seinen vielfältigen mimischen Ausdrucksmöglichkeiten die ganze Person, ähnliches gilt für die menschliche Stimme. Gesichtsentstellende Operationen und die Sprache beeinträchtigende Kehlkopfamputationen haben deshalb nicht nur verheerende Auswirkungen auf das Selbstwertgefühl der Betroffenen, sondern stellen auch hohe Anforderungen an deren Partner.

Wie sich eine Laryngektomie, die operative Entfernung des Kehlkopfs, auf das weitere Leben und auch auf eine Partnerbeziehung auswirken kann, hat L. Lentz in seinem autobiographischen Buch Der "Indianer" (1993) geschildert. Er legt zunächst dar, wie sehr er sich gehemmt fühlt, weil er nicht mehr durch den Mund atmet, sondern durch ein Tracheostoma im Hals, aus dem sein Atem oft „fauchend" entweicht:

157

> *Sie streicht sich die Haare aus der Stirn und lächelt mich freund-*
> *lich an. Ich faß an meinen Hals. Wie soll das denn gehen? Geht*
> *das? Ich fauche ja schon bei der kleinsten Anstrengung. Was*
> *wird sie sagen? Ist dann alles aus? Stört sie das, wenn ich fauche?*
> *Bestimmt stört sie das, jeden stört das.*

Die zum Teil gravierenden Einschränkungen im Sexualleben müssen nicht zwangsläufig zu einer schweren Belastung der Partnerschaft führen. In einer Fragebogenuntersuchung von Frank et al. (1978) beschreiben 80 % der befragten verheirateten Paare ihre eheliche und sexuelle Beziehung als glücklich und befriedigend, obwohl sie gleichzeitig über eine Vielzahl unterschiedlicher sexueller Funktionsstörungen berichten. Die Konfrontation mit der Erkrankung löst in vielen Partnerschaften eine Neuorientierung aus und sogar „altgewohnte Kampfmuster" gegenseitiger Vorwürfe erfahren in dieser Situation eine Relativierung und Abschwächung.

Gespräche mit Partnern von Patienten zeigen allerdings, daß diese häufig zunächst unsicher und hilflos auf die Störung reagieren. Aus dem Konflikt zwischen eigenen sexuellen Bedürfnissen einerseits und dem Wunsch, nicht als egoistisch und sexuell fordernd zu erscheinen, resultiert in manchen Fällen sogar vorübergehend ein völliger Rückzug. Das gemeinsame Gespräch mit dem behandelnden Arzt kann hier die notwendige Offenheit und das gegenseitige Verständnis fördern.

Hilfe zur Selbsthilfe: Selbsthilfegruppen

Eine weitere Möglichkeit der Unterstützung bei Problemen im Bereich der Partnerschaft und Sexualität sind Selbsthilfegruppen, die in vielen Städten existieren und sich regelmäßig zum Meinungs- und Erfahrungsaustausch treffen. Im Jahr 1996 gab es in der Bundesrepublik etwa 70 000 Selbsthilfegruppen; die Zahl der bundesweit tätigen Selbsthilfeorganisationen mit regionalen bzw. örtlichen Unterorganisationen wird mit über 300 angegeben. Darüber hinaus existieren rund 170 Selbsthilfekontaktstellen. Der Bedarf und das Interesse an Möglichkeiten zur Selbsthilfe scheinen groß. Da die Teilnehmer alle selbst Betroffene sind und die aus einer Erkrankung resultierenden Schwierigkeiten aus eigenem Erleben kennen, haben sie großes Verständnis für die mit der Krankheitsbewältigung zusammenhängenden Fragen. In den einzelnen Gruppen wird in unterschiedlicher Offenheit auch die Sexualität thematisiert und ein Erfahrungsaustausch dazu angeboten.

Selbsthilfegruppen wurden lange Zeit von professionellen Helfern mit skeptischen Blicken betrachtet. Inzwischen sind sie jedoch fester Bestandteil unseres Gesundheitssystems. Ärzte und Psychotherapeuten sehen sie längst nicht mehr als Konkurrenz, sondern als ein hilfreiches Angebot für Betroffene und deren Angehörige, um chronische Krankheiten besser bewältigen zu können. Wissenschaftliche Untersuchungen belegen, daß Teilnehmer von Selbsthilfetreffen weniger als andere Patienten unter Ängsten und depressiven Verstimmungen leiden und vermehrt positive Gefühle wie Freude und Hoffnung verspüren.

Leider existieren bisher keine empirisch gesicherten Kriterien, für welche Patienten die Empfehlung zum Besuch einer Selbsthilfegruppe geeignet erscheint und für welche der Kontakt mit anderen Patienten mit z. B. fortgeschrittenen Malignomerkrankungen eher zu einer zusätzlichen Belastungen führt.

Eine Beschreibung der wichtigsten Selbsthilfegruppen für Krebspatienten sowie ein Verzeichnis zentraler Einrichtungen, über die Adressen von in Wohnortnähe arbeitenden Gruppen erfragt werden können, finden sich im Adressenverzeichnis (S. 175 ff).

Möglichkeiten der sexualmedizinischen Weiterbildung

Im Medizinstudium werden bisher kaum sexualmedizinische Kenntnisse vermittelt. Wenn die Sexualität zum Thema wird, reduzieren sich die Informationen in der Regel auf Fragen der sexuellen Funktionen, also physiologische oder endokrinologische Aspekte. Das mit der Sexualität verbundene seelische Erleben und die Probleme bei der Verarbeitung sexueller Einschränkungen in der Folge von körperlichen Erkrankungen werden nicht thematisiert. Daher fühlen sich viele ärztliche Kollegen nur unzureichend vorbereitet für ein Gespräch mit ihren Patienten über sexuelle Fragen. Zu den fehlenden theoretischen Grundlagen kommen noch die mangelnden Möglichkeiten hinzu, praxisnahe Erfahrungen im Umgang mit von Patienten geschilderten sexuellen Störungen zu sammeln. Nur an wenigen Abteilungen der deutschen Universitäten existieren sexualmedizinische Abteilungen mit einem entsprechenden Lehrangebot, das sowohl Studierenden als auch praktizierenden Ärzten erlaubt, sich in diesem Sektor weiterzubilden. Die vorliegenden Curricula zur „Psychosomatischen Grundversorgung" berücksichtigen ebensowenig sexologische Inhalte; eine Qualifikation im Sinne einer sexualmedizinischen Grundversorgung wird dadurch nicht erreicht. Wenn der Arzt keine Eigeninitiativen ergreift, ist er daher ähnlich unzureichend auf ein Beratungsgespräch vorbereitet wie sein Patient. Aber braucht jeder Arzt eine mehrjährige sexualtherapeutische Weiterbildung? Die Frage ist in dieser Form zu verneinen.

Um eine qualifizierte Beratung gewährleisten zu können, erscheint der Erwerb folgender sexualmedizinischer Basiskomponenten notwendig:

- Wie kann man das Thema Sexualität ansprechen?
- Welche Krankheitsbilder bzw. therapeutischen Maßnahmen bedingen welche organischen Schäden?
- Welche physiologischen Störungen können daraus resultieren?
- Mit welchen psychologischen Problemen ist dabei zu rechnen?

Folgende grundlegenden Lehrinhalte sind dabei zu berücksichtigen:

- Darstellung sozialmedizinischer, psychologischer und soziologischer Erkenntnisse zur menschlichen Sexualität,

- Reflexion eigener sexueller Wert- und Normvorstellungen,
- Vermittlung von Informationen über sexuelle Störungen im Kontext körperlicher Erkrankungen,
- Befähigung, in der Arzt-Patient-Beziehung das Thema Sexualität anzusprechen,
- Vorgehen bei einer sexualmedizinisch orientierten Anamnese und Diagnosestellung,
- medizinische und psychologische Behandlungsmöglichkeiten krankheits- und therapiebedingter sexueller Einschränkungen.

Neben der Vermittlung kognitiver Kenntnisse geht es aber auch um die Entwicklung der Fähigkeit, dem Patienten mit dem „dritten Ohr" (Reik 1976) zuzuhören, dessen emotionale Befindlichkeit wahrnehmen und diagnostisch mit einbeziehen zu können. Gerade bei Gesprächen über Sexualität erweitert diese Sichtweise das Verständnis eines geschilderten Problems.

Balint-Gruppen unter der Leitung eines psychotherapeutisch geschulten Arztes oder Psychologen sind dazu besonders geeignet (Labhardt 1980). Der englische Arzt und Psychoanalytiker Michael Balint versuchte als erster, sich mit den emotionalen Problemen der Arzt-Patient-Beziehung und den psychotherapeutischen Fragen des Allgemeinarztes zu befassen. Die Arzt-Patient-Beziehung ist häufig ein Modell der allgemeinen Beziehung des Patienten zu seiner Umwelt, in der sich auch ähnliche Affekte manifestieren. Durch Berichte über Erfahrungen mit Patienten kommt ein Lernprozeß in Gang, der die emotionale Einstellung des Arztes zu seinem Patienten reflektiert und therapeutisch genutzt werden kann.

Eine Expertengruppe der deutschen Gesellschaft für Sexualforschung bemüht sich derzeit um die Entwicklung von differenzierten, auf unterschiedliche Versorgungsnotwendigkeiten zugeschnittene Weiterbildungskonzepte (Deutsche Gesellschaft für Sexualforschung 1997; Strauß 1996). An der Psychosozialen Nachsorgeeinrichtung der Chirurgischen Universitätsklinik Heidelberg wurde ebenfalls ein 2tägiges Fortbildungsseminar mit dem Ziel konzipiert, die sexualmedizinische Beratungs- und Behandlungskompetenz der Teilnehmer zu fördern. Es soll dazu befähigen, den Patienten auch als sexuelles Wesen wahrzunehmen und vor diesem Hintergrund krankheits- und therapiebedingte Veränderungen der Intimität und Sexualität reflektieren und ansprechen zu können. Ein auf 2 Tage begrenztes Seminar kann natürlich nicht alle formulierten Lehrinhalte vermitteln. Das Ziel besteht vor allem darin, die Teilnehmer für das Thema Sexualität zu sensibilisieren und sie dazu zu ermutigen, es gegenüber ihren Patienten von sich aus anzusprechen und nicht auf entsprechende Fragen zu warten, die nur selten direkt formuliert werden.

Literaturempfehlungen zur sexualmedizinischen Weiterbildung

Sexualität allgemein

Bancroft J, Myerscough P (1985) Grundlagen und Probleme menschlicher Sexualität. Enke, Stuttgart

Dunde S (Hrsg) (1992) Handbuch Sexualität. Deutscher Studien Verlag, Weinheim

Hertoft P (1989) Sexologisches Wörterbuch. Deutscher Ärzte-Verlag, Köln

Masters WH, Johnson V(1970) Die sexuelle Reaktion. Rowohlt, Reinbek

Masters WH, Johnson VE, Kolodny RC (1994) Heterosexualität. Ueberreuter, Wien

Swanson JM, Forrest KA (Hrsg) (1987) Die Sexualität des Mannes. Deutscher Ärzte Verlag, Köln

Sexuelle Entwicklung

Mertens W (1992) Entwicklung der Psychosexualität und der Geschlechtsidentität, 2 Bde. Kohlhammer, Stuttgart

Sexualität im Kontext somatischer Krankheitsbilder

Biermann CW (Hrsg) (1997) Derzeitiger Stand und Aspekte der Lebensqualitätsforschung in der urologischen Onkologie. Zuckschwerdt, Germering

Hertoft P (1987) Klinische Sexologie. Deutscher Ärzte-Verlag, Köln

Schover LR, Jensen SB (1988) Sexuality and chronic illness. Guilford, New York, London

Sexualberatung und -therapie

Arentewicz G, Schmidt G (1993) Sexuell gestörte Beziehungen, 3. Aufl. Springer, Berlin Heidelberg New York Tokyo

Buddeberg C (1996) Sexualberatung. Eine Einführung für Ärzte, Psychotherapeuten und Familienberater, 3. Aufl. Enke, Stuttgart

Hoyndorf S, Reinhold M, Christmann F (1995) Behandlung sexueller Störungen. Beltz, Weinheim

Kaplan HS (1990) Sexualtherapie. Ein bewährter Weg für die Praxis. Enke, Stuttgart

Langer D, Hartmann U (1992) Psychosomatik der Impotenz. Enke, Stuttgart

Sigusch V (Hrsg) (1996) Sexuelle Störungen und ihre Behandlung. Thieme, Stuttgart

Arzt-Patient-Beziehung

Balint M (1980) Der Arzt, sein Patient und die Krankheit. Klett-Cotta, Stuttgart

Sexualität und Erotik in der Arzt-Patient-Beziehung

Pope KS, Sonne JL, Holroyd J (1993) Sexual Feelings in Psychotherapy. American Psychological Association (APA), Washington. ISBN 1-55798-201-5

Deutschsprachige Zeitschriften

Sexualmedizin. Medical Tribune, Wiesbaden

Sexuologie. Herausgeber: Akademie für Sexualmedizin. G. Fischer, Stuttgart

Zeitschrift für Sexualforschung. Herausgeber: S. Becker, M. Dannecker, M. Hauch, G. Schmidt, V. Sigusch. Enke, Stuttgart

Monographien/Reihen

Beiträge zur Sexualforschung. Herausgeber: M. Dannecker, G. Schmidt, V. Sigusch. Enke, Stuttgart. (Die Reihe erscheint seit 1952 mit bisher über 70 Bänden.)

Psychosomatische Gynäkologie und Geburtshilfe. Herausgeber: V. Frick-Bruder, H. Kentenich, M. Scheele. Psychosozial Verlag, Gießen. (Früher: Springer, Berlin Heidelberg New York Tokyo)

Literatur

Aaronson NK, Calais da Silva F, Yoshida O et al. (1986) Quality of life assessment in bladder cancer clinical trials: conceptual, methodological and practical issues. Prog Clin Biol Res 221: 149–170

Abitbol M, Davenport J (1974) Sexual dysfunction after therapy for cervical cancer. Am J Obstet Gynecol 12: 811

Abuzeid M, Sasy M, Chan M (1995) Intracytoplasmatic sperm injection in conjunction with microsurgical epididymal aspiration. Am Soc Reprod Med, 51th Annual Meeting, Seattle

Andersen BL, Jochimsen PR (1985) Sexual functioning among breast cancer, gynecologic cancer, and healthy women. J Consult Clin Psychol 53(1): 25–32

Andersen BL, Turnquist D, LaPolla J, Turner D (1988) Sexual functioning after treatment of in situ vulvar cancer: preliminary report. Obstet Gynecol 71(1): 15–19

Andreasson B, Moth I, Buus Jensen S, Bock JE (1986) Sexual function and somatopsychic reactions in vulvectomy-operated women and their partners. Acta Obstet Gynecol Scand 65: 7–10

Annon JS (1987) Einfache Verhaltenstherapie bei sexuellen Problemen. In: Swanson J, Forrest KA (Hrsg) Die Sexualität des Mannes. Deutscher Ärzte Verlag, Köln

Annon JS, Robinson CH (1978) The use of vicaroius learning in the treatment of sexual concerns. In: LoPiccolo JL (ed) Handbook of sex therapy. Plenum, New York

Anonyma (1988) Verführung auf der Couch. Kore, Freiburg

Arentewicz G, Pfäfflin F (1980) Sexuelle Funktionsstörungen aus verhaltenstherapeutischer Sicht. In: Sigusch V (Hrsg) Therapie sexueller Störungen, 2. Aufl. Thieme, Stuttgart

Arentewicz G, Schmidt G (1993) Sexuell gestörte Beziehungen, 3. Aufl. Springer, Berlin Heidelberg New York Tokyo

Atzinger A, Pfändner K (1991) Kombinierte Strahlenbehandlung des Zervixkarzinoms mit der high dose Afterloadingsmethode. Gynäkol Prax 15: 735–743

Augerolles J (1991) Mein Analytiker und ich. Tagebuch einer verhängnisvollen Beziehung. Fischer, Frankfurt

Baier D, Philipp M (1994) Die Beeinflussung sexueller Funktionen durch Antidepressiva. Fortschr Neurol Psychiat 62: 14–21

Balint M (1980) Der Arzt, sein Patient und die Krankheit. Klett-Cotta, Stuttgart

Bancroft J, Wu CW (1983) Changes in erectile responsiveness during androgen replacement therapy. Arch Sexual Behav 12: 59–66

Bergmann B, Nilsson S, Peterson I (1979) The effect on erection and orgasm of cystectomy, prostatectomy and vesiculoectomy for cancer of the bladder: A clinical and electromyographic study. Br J Urol 51: 114–120

165

Bernhard L (1986) Methodology issues in studies of sexuality and hysterectomy. J Sex Res 22: 108–128

Bertelsen K (1983) Sexual dysfunction after treatment of cervical cancer. Dan Med Bull 30(2): 31–34

Bevan AT, Honour AJ, Scott FH (1969) Direct arterial pressure recording in unrestricted man. Clin Sc 36: 329–344

Biermann CW, Schmidt C, Küchler T (1997) Lebensqualität beim lokalisierten Prostatakarzinom. In: Biermann CW (Hrsg) Derzeitiger Stand und Aspekte der Lebensqualitätsforschung in der urologischen Onkologie. Zuckschwerdt, München

Bispink L, Schröter D, Schroeder-Printzen I et al. (1997) Intrazytoplasmatische Spermatozoeninjektion mit operativ gewonnenen Spermatozoen. Geburtshilfe Frauenheilkd 57: 62–65

Bjerre BD, Johannsen C, Steven K (1995) Health-related quality of life after cystektomie: bladder substitution compared with ileal conduit diversion. A questionnaire survey. Br J Urol 75: 200–205

Bödeker J (1997) Zurück zur oralen Phase. Sexualmedizin 19(2): 35

Bokemeyer C, Schmoll HJ, van Rhee J, Kuczyk M, Schuppert F, Poliwoda H (1994) Long-term gonadal toxicity after therapy for Hodgkin's and non-Hodgkin's lymphoma. Ann Hermatol 68: 105–110

Bokemeyer C, Weiß J, Schmoll HJ (1996) Gonadale Toxizität und Infertilität. In: Schmoll HJ, Höffken K, Possinger K (Hrsg) Kompendium internistische Onkologie, 2. Aufl. Springer, Berlin Heidelberg New York Tokio

Bonadonna G, Rossi A, Valagussa P, Banfi A, Veronesi U (1977) The CMF program for operable breast cancer with positive axillary nodes. Cancer 39: 2904–2915

Bornemann E (1985) Sexualität und Lebensphase – Beobachtungen an Embryos, Feten, Säuglingen und Greisen. In: Wolf C (Hrsg) Lust und Liebe. Piper, München

Bors E, Comarr AE (1960) Neurological disturbances of sexual function with special reference to 529 patients with spinal cord injury. Urol Surv 10: 191–222

Boyd SD, Feinberg SM, Skinner DG, Lieskovsky G, Baron D, Richardson J (1987) Quality of life survey of urinary diversion patients: comparison of ileal conduit versus continent Kock ileal reservoirs: Br J Urol 75: 200–205

Braslis KG, Santa-Crutz C, Brickman AL, Soloway MS (1995) Quality of life 12 months after radical prostatectomy. Br J Urol 75: 48–53

Bretschneider JG, McCoy NL (1988) Sexual interest and behavior in healthy 80- to 102-yers-olds. Arch Sexual Behavior 17: 109–129

Brindley GS (1982) Cavernosal alpha blockade: a new technique for investigating and treating erectile impotence. Br J Psych 143: 332

Bruntsch U (1991) Sexuelle Funktionsstörungen bei onkologischen Patienten. Münch Med Wochenschr 133(13): 196–199

Buddeberg C (1996) Sexualberatung. Eine Einführung für Ärzte, Psychotherapeuten und Familienberater, 3. Aufl. Enke, Stuttgart

Buddeberg C, Hess D, Merz J (1984 a) Sexuelle Probleme von Patienten in der Allgemeinpraxis. Schweiz Rundschau Med Prax 1113–1118

Buddeberg C, Merz J, Frei R, Limbacher B (1984 b) Psychosoziale Auswirkungen gynäkologischer Krebserkrankungen auf die Paarbeziehung neu erkrankter Frauen. Schweiz Rund Med Prax 73(10): 309–313

Buddeberg C, Strasser-Peter B, Wolf C (1991) Sexualmedizin in der Allgemeinpraxis – Entwicklungstendenzen 1980–1990. Schweiz Ärztez 72: 1270–1275

Buddeberg C, Bass B, Gnirss-Bormet R (1994) Die lustlose Frau, der impotente Mann. Familiendynamik 19(3): 266–280

Bundesverband der Pharmazeutischen Industrie (Hrsg) (1996) Rote Liste 1996. ECV Editio Cantor, Aulendorf

Buvat J, Costa P, Morlier D, Lecocq B, Stegmann B, Albrecht D (1996) Erectile response to intracavernosal injection of alphrostadil alfadex compared with moxisylyte chlorhydrate in chronic erectile dysfunction: a double-blind multicenter study in 156 patients. Int J Impotence Res 8(3): A 59

Casper RC, Redmond DE, Katz MM, Schaffer CB, Davis JM, Koslow SH (1985) Somatic symptoms in primary affective disorders. Presence and relationship to the classification of depression. Arch Gen Psychiatry 42: 1098–1104

Chaikin DC, Broderick GA, Malloy TR, Malkowicz SB, Whittington R, Wein AJ (1996) Erectile dysfunction following minimally invasive treatments for prostate cancer. Urol 48: 100–104

Chartam R (1975) The forum guide to sexual problems. Mayflower, St. Albans

Chu J, Diehr P, Feigel P et al. (1987) The effect of age on the care of women with breast cancer in community hospitals. J Gerontol 42: 185–190

Chynoweth R (1973) Psychological complications of hysterectomy. Aust N Z J Psychiatry 7: 102–104

Clement U, Löwe B (1996) Die Validierung des FKB-20 als Instrument zur Erfassung von Körperbildstörungen bei psychosomatischen Patienten. Psychother Psychosom Med Psychol 46: 254–259

Cooper TG, Keck C, Oberdieck U, Nieschlag E (1993) Effects of multiple ejaculations after extended periods of sexual abstinence on total, motile and normal sperm numbers, as well as accessory gland secretions, from healthy normal and oligospermic men. Hum Reprod 8: 1251–1258

Coverdale JH, Thomson AN, White GE (1995) Social and sexual contact between general practitioners and patients in New Zealand: attitudes and prevalence. Brit J Gen Practice 45: 245–247

DaCunha MF, Meistrich FL, Fuller LM et al. (1984) Recovery of spermatogenesis after treatment for Hodgkin's disease. Limiting dose of MOPP chemotherapy. J Clin Oncol 2: 571

Dannecker M (1992) Das Drama der Sexualität. Europäische Verlagsanstalt, Hamburg

De Haes JCJM, Welvaart K (1985) Quality of life after breast cancer surgery. J Surg Oncol 28: 123–125

Delbrück H (1996) Umgang mit dem künstlichen Darmausgang. Eine Aufgabe der onkologischen Rehabilitation. Onkologe 2: 614–623

Delbrück H (1997) Künstlicher Darmausgang nach Krebs. Rat und Hilfe für Betroffene und Angehörige. Kohlhammer, Stuttgart

Derogatis LR, Morrow GR, Fetting J et al. (1983) The prevalence of psychiatric disorders among cancer patients. J Am Med Assoc 249(6): 751–757

Derouet H (1990) Erektionshilfesystem (EHS) – nicht-operative Alternative zur Penisprothese? Acta Urol 21: 194–197

Deutsche Gesellschaft für Sexualforschung (1997) Weiterbildung: Sexuelle Störungen und ihre Behandlung. Sexualforsch 10(1): 52–58

Devlin HB, Plant JA, Griffin M (1971) Aftermath of surgery for anorectal cancer. Br J Med 3: 413–418

Diagnostisches und statistisches Manual psychischer Störungen DSM-IV (1996). Saß H, Wittchen HU, Zaudig M (Hrsg) Hogrefe, Göttingen

167

Dische S (1989) Radiotherapy of cervical cancer. Clin Obstet Gynecol 12(1): 203–227

Doerr A, Skinner EC, Skinner DG (1993) Preservation of ejaculation through a modified retroperitoneal lymph node dissection in low stage testis cancer. J Urol 149: 1472–1474

Donohue JP, Rowland RG (1981) Complications of retroperitoneal lymph node dissection. J Urol 125: 338–340

Donohue JP, Foster RS, Geier G, Rowland RG, Bihrle R (1988) Preservation of ejaculation following nerve sparing retroperitoneal lymphadenectomy (RPLND). J Urol 139: 206

Donohue JP, Foster RS, Rowland RG, Bihrle R, Jones J, Geier G (1990) Nerv-sparing retroperitoneal lymphadenectomie with preservation of ejaculation. J Urol 144: 287–292

Driscoll CE, Garner EG, House JD (1986) The effect of talking a sexual history on the notation of sexually related diagnosis. Fam Med 18: 293–295

Dunkel-Schetter C (1981) Social support und coping with cancer. Master's thesis, Northwestern University, Evanston/Illinois

Egger J, Langosch W (1994) Psychodiagnostik und Psychotherapie in der kardiologischen Rehabilitation. In: Pritz A, Dellisch H (Hrsg) Psychotherapie im Krankenhaus. Erfahrungen, Modelle, Erfolge. Orac, Wien, S 151–182

Eicher W (1980a) Gynäkologie. In: Eicher W (Hrsg) Sexualmedizin in der Praxis. G. Fischer, Stuttgart

Eicher W (Hrsg) (1980b) Sexualmedizin in der Praxis. Ein kurzes Handbuch. G. Fischer, Stuttgart

Eicher W (1987) Sexualmedizin in der gynäkologischen Praxis: Welche Richtlinien ergeben sich aus 10 Jahren Heidelberger Fortbildungstage für Sexualmedizin? In: Stauber M., Diederichs P (Hrsg)(1986) Psychosomatische Probleme in der Gynäkologie und Geburtshilfe. Springer, Berlin Heidelberg New York Tokyo

Eicher W (1994) Hysterektomie und Sexualität. Eine Standortbestimmung, I. Sexualmedizin 16: 144—148; II 176–180

Ende J, Rockwell S, Glasgow M (1984) The sexual history in general medicine pratice. Arch Intern Med 144: 558–561

Engert A, Tesch H, Wolf J, Diehl V (1996) Chemotherapie der Hodgkin-Lymphome. Onkologe 2: 143–149

Eppel SM, Berzin M (1984) Pregnancy following treatment of retrograde ejaculation with clomipramine hydrochloride. Afr J Med Med Sci 66: 889–891

Erpenbach K, Freudenberg E (1991) Können Hodenprothesen immer helfen? Sexualmedizin 5: 200–207

Faller H (1990) Subjektive Krankheitstheorie und Krankheitsverarbeitung bei Herzinfarktrehabilitanden. Peter Lang, Bern

Feldman HA, Goldstein I, Hatzichristou DG, Krane RJ, McKinlay JB (1994) Impotence and its medical and psychosocial correlates: results of the Massachusetts male aging study. J Urol 151: 54–61

Fennesz U (1991) Körperliche und seelische Reaktionen als Folge medizinischer Eingriffe am Beispiel der Hysterektomie. In: Springer-Kremser M, Ringler M, Eder A (Hrsg) Patient Frau. Springer, Berlin Heidelberg New York Tokyo

Flay LD, Matthews, JHL (1995) The effects of radiotherapy and surgery on the sexual function of women treated for cervical cancer. Int J Rad Oncol Biol Phys 31(2): 399–404

Fossa SD, Ous S, Abyholm T, Loeb M (1985) Post-treatment fertility in patients with testicular cancer. Part I. Brit J Urol 57: 204–209

Fossa SD, Reitan JB, Ous S, Kaalhus O (1987) Life with an ileal conduit in cystectomized bladder cancer patients: expectations and experience. Scand J Urol Nephrol 21: 97–101

Fossa SD, Ous S, Stenwig AE, Lien HH, Aass N, Kaalhus O (1990) Distribution of retroperitoneal lymph node metastases in patients with non-seminomatous testicular cancer in clinical stage I. Eur Urol 17: 107–112

Fossa SD, Waehre H, Kurth K-H, Hetherington J, Bakke H, Rustad DA, Skanvik R (1997) Influence of urological morbidity on quality of life in patients with prostate cancer. Eur Urol 31: 3–8

Fowler FJ, Barry MJ, Lu-Yao G, Wasson J, Roman A, Wenneberg J (1995) Effect of radical prostatectomy for prostate cancer on patients quality of life: results from a medicare surgery. Urol 45: 1007–1015

Fox CA, Fox B (1969) Blood pressure and respiratory patterns during human coitus. J Reprod Fertil 19: 405–415

Frank E, Anderson C, Rubenstein D (1978) Frequency of sexual dysfunction in „normal" couples. N Eng J Med 299(3): 111–115

Freud S (1932) Neue Folge der Vorlesungen zur Einführung in die Psychoanalyse. Studienausgabe Band I. Fischer, Frankfurt

Frick-Bruder V (1992) Sexualität im Alter – mögliche Vorurteile erfordern Gesprächsbereitschaft. Ethik Med 4: 89–93

Fries A, Reinhard G (1996) Die Auswirkung der Mastektomie auf Dimensionen psychischen und psychosozialen Erlebens und Verhaltens betroffener Frauen. Rehabilitation 35: 54–64

Fritz K, Weissbach L (1985) Sperm parameters and ejaculation before and after operative treatment of patients with germ-cell testicular cancer. Fertil Steril 43: 451–454

Fritz-Niggli H (1991) Strahlengefährdung/Strahlenschutz. Ein Leitfaden für die Praxis, 3. Aufl. Huber, Bern

Fuffer EF, Bustillo M, Dorfmann AD et al. (1991) Human preimplantation embryo cryopreservation – selected aspects. Hum Reprod 6: 131–135

Gagnon J (1994) Surveying sex in the United States: problems, successes and preliminary findings. 20th Annual Meeting, International Academy of Sex Research 1994 (Vortrag)

Gartrell N, Milliken N, Goodson WH et al. (1992) Physician-patient sexual contact: prevalence and problems. West J Med 157: 139–143

Gath D, Cooper P, Day A (1982) Hysterectomy and psychiatric disorder, I. Levels of psychiatric morbidity before and after hysterectomy. Br J Psychiatry 140: 335–350

Gerdes N (1984) Der Sturz aus der normalen Wirklichkeit. In: Deutsche Arbeitsgemeinschaft für Psychonkologie (Hrsg) Ergebnisbericht der 2. Jahrestagung der Deutschen Arbeitsgemeinschaft für Psychoonkologie, Bad Herrenalb 1984

Goldstein I, Auerbach S, Padma-Nathan H, Rajfer J, Nelson L, Albrecht D (1996) Evaluation of penile rigidity by axial loading force during in-office dose titration with alprostadil alfadex (PGE1α-cd) in patients with erectile dysfunction. Int J Impot Res 8(3): 88

Goldstein I, Newman L, Baum N et al. (1997) Safety and efficacy outcome of mentor alpha-1 inflatable penile prothesis implantation for impotence treatment. J Urol 157: 833–839

Goodwin JS, Hunt WC, Key CR, Samet JM (1987) The effect of marital status on the stage, treatment and survival of cancer patients. J Am Med Ass 258(21): 3125–3130

Gregoire A (1992) New treatments for erectile impotence. Br J Psych 160: 315–326

Greiner R (1985) Wirkung der Strahlen- und Chemotherapie auf die Gonadenfunktion. Münch Med Wochenschr 127: 870

Gritz ER, Wellisch DK, Wang HJ, Siau J, Landsverk JA, Cosgrove MD (1989) Long-Term Effects of Testicular Cancer on Sexual Functioning in Married Couples. Cancer 64: 1560–1567

Halhuber C (1982) Partnerprobleme nach Herzinfarkt – oder „eine Krankheit-zwei Patienten". In: Köhle K (Hrsg) Zur Psychosomatik von Herz-Kreislauf-Erkrankungen, Springer, Berlin Heidelberg New York Tokyo

Hamilton M (1960) A rating scale for depression. J Neurol Neurosurg Psychiatry 12: 56–62

Harrigan P (1995) Sexual contact between doctors and patients. Lancet 346: 302

Hartmann A, Almeling M, Carl UM (1996) Hyperbare Oxygenierung (HBO) zur Behandlung radiogener Nebenwirkungen. Strahlenther Onkol 172(12): 641–648

Hautmann RE, de Petriconi R, Kleinschmidt K, Gottfried H-W, Paiss T, Flohr P (1996) Harnblasenneubildung bei der Frau mit der Ileum-Neoblase. Dt Ärztebl 93(45): A-2942–2948

Hellerstein HK, Friedman EH (1969) Sexual activity and the postcoronary patient. Med Aspects Human Sex 3: 70–96

Hellerstein HK, Friedman EH (1970) Sexual activity and the postcoronary patient. Arch Int Med 125: 987–999

Herschbach P (1985) Psychsoziale Probleme und Bewältigungsmöglichkeiten von Brust- und Genitalkrebspatientinnen. IFT-Grundlagenforschung 1. Röttger, München

Hilaris BS, Fuks Z, Nori D, Fair WA, Whitmore WF (1991) Interstitial irradiation in prostatic cancer: report of 10-year-results. In: Sauer R (Hrsg) Interventional radiation therapy. Springer, Berlin Heidelberg New York Tokyo

Hite S (1976) Hite-Report. Das sexuelle Erleben der Frau. Goldmann, München

Hofmann R, Hartung R, Stauffenberg A von(1994) Nerverhaltende retroperitoneale Lymph-adenektomie beim nichtseminomatösen Hodentumor. Urologe (A) 33: 38–43

Holland JC, Rowland JH (eds) (1989) Handbook of psychooncology. Oxford University Press, New York

Holmberg L, Omne-Pontén M, Burns T, Adami HO, Bergström R (1989) Psychosocial adjustment after mastectomy and breast-conserving treatment. Cancer 64: 969–974

Holmes GE, Holmes FF (1978) Pregnancy outcome of patients treated for Hodgkin's disease. Cancer 41: 1317–1322

Hoyndorf S, Reinhold M, Christmann F (1995) Behandlung sexueller Störungen. Beltz, Weinheim

Ingelman-Sundberg A (1952) Urinary incontinence in women excluding fistulas. Acta Obstet Gynecol Scand 31: 266–291

Jaeger P, Hauri D (1988) Die retroperitoneale Lymphadenektomie beim nicht-seminomatösen Hodentumor in den Stadien I, IIa und IIb. Urologe (A) 27: 251–255

Janssen PL, Weißbach L (1978) Zur Psychosomatik behandelter Hodentumor-Patienten. Z Psychosomat Med Psychoanal 24: 70–86

Jensen SB (1981) Diabetic sexual function: a comparative study of 160 insulin-treated diabetic men and women and an age-matched control group. Arch Sex Behav 10: 493–505

Jewett MAS, Kong YSP, Goldberg SD et al. (1988) Retroperitoneal lymphadenectomy for testis umor with nerve sparing for ejaculation. J Urol 139: 1220–1224

Jones MA, Brecknam B, Hendry WF (1980) Life with an ileal conduit: Results of questionnaire surveys of patients and urological surgeons. Br J Urol 52: 21–25

Kabalin JN, Kessler R (1989) Penile prothesis surgery: review of ten year experience and examination of reoperations. Urol 33: 17–19

Kaplan HS (1974) The new sex therapy. Brunner & Mazel, New York

Kaplan HS (1979) Disorders of sexual desire. Brunner & Mazel, New York

Kaplan HS (1990) Sexualtherapie. Ein bewährter Weg für die Praxis. Enke, Stuttgart

Kaufman J, Goldstein I, Tuttle J et al. (1996) Placebo-controlled double-blind study of alprostadil alfadex for self-injection therapy at home. Int J Impot Res 8(3): D 82

Keller M, Sellschopp A, Beutel M (1995) Spouses between distress and support. In: Cooper CL, Baider L, Caplan DeNour A (Hrsg) Cancer and the familiy. Wiley, Chichester

Kelley ME, Needle MA (1979): Imipramine for aspermia after lymphadenectomy. Urol 13: 4–6

Kinsey AC, Pomeroy WB, Martin CE, Gebhard PH (1948) Sexual Behavior in the Human Male. Saunders, Philadelphia

Kinsey AC, Pomeroy WB, Martin CE, Gebhard PH (1953) Das sexuelle Verhalten der Frau. Fischer, Frankfurt, 1963

Kirstgen C, Bastert G (1994) Psycho-onkologische Nachsorge – Besteht ein Bedarf am Tumorzentrum? Ergebnisse einer Befragung von 200 Patientinnen der Universitäts-Frauenklinik Heidelberg. Geburtshilfe Frauenheilkd 54(6): 341–346

Kissen M, Querci Della Rovere G, Easton D, Westbury G (1986) Risk of lymphoedema following the treatment of breast cancer. Br J Surg 73: 580–584

Kliesch S, Kamischke A, Nieschlag E (1996) Kryokonservierung menschlicher Spermien zur Zeugungsreserve. In: Nieschlag E, Behre HM (Hrsg) Andrologie Grundlagen und Klinik der reproduktiven Gesundheit des Mannes. Springer, Berlin Heidelberg New York Tokio

Klippel KF, Weißbach L (1976) Sexualleben semikastrierter Hodentumorpatienten. Sexualmedizin 5: 331–333

Klußmann R, Arnold G, Schewe S (1989) Leben nach einer Urostomie-Operation. Urologe (A) 28: 209–212

Köhler L, Helle G, Troidl H (1989) Lebensqualität und Colostoma. Ilco-Praxis 16(4): 6–10

Kolodny RC, Kahn CB, Goldstein HH et al. (1974) Sexual dysfunction in diabetic men. Diabetes 23: 306

Kreuser E-D, Hetzel WD, Heit W et al. (1988) Reproductive and endocrine gonadal functions in adults following multidrug chemotherapy for acute lymphoblastic or undifferentiated leukemia. J Clin Oncol 6: 588

Kreuser E-D, Kurrle E, Hetzel WD et al. (1989) Reversible Keimzelltoxizität nach aggresiver Chemotherapie bei Patienten mit Hodentumoren. Ergebnisse einer prospektiven Studie. Klin Wochenschr 67: 367

Kreuser E-D, Felsenberg D, Behles C et al. (1992) Long-term gonadal dysfunction and its impact on bone mineralization in patients following COPP/ABVD chemotherapy for Hodgkin's disease. Ann Oncol 3 [Suppl 4]: 105–110

Kreuser E-D, Streit M, Hinkelbein W, Miller K, Thiel E (1996) Reproduktive und hormonelle Gonadenstörungen nach Tumortherapie. Onkologe 2: 174–181

Kulenkampff C, Bauer A (1962) Herzphobie und Herzinfarkt. Zur Anthropologie von Angst und Schmerz. Nervenarzt 33: 289–299

Kulzer B (1993) Erektile Dysfunktion bei Diabetes – ein psychologisches Problem. In: Diabetes-Akademie Bad Mergentheim e. V. (Hrsg) Erektile Dysfunktion bei Diabetes mellitus, Herbstkolloquium 1992

Künsebeck HW (1990) Die Lebenssituation von Stomaträgern. Ergebnisse einer ILCO-Untersuchung. Ilco-Praxis 17(3): 18–30

Labhardt F (1980) Balintgruppen als Mittel zur sexualmedizinischen Ausbildung. In: Eicher W (Hrsg) Sexualmedizin in der Praxis. Ein kurzes Handbuch. G. Fischer, Stuttgart

Langer D, Hartmann U (1992) Psychosomatik der Impotenz. Bestandsaufnahme und integratives Konzept. Enke, Stuttgart

Larsen KE, Jensen HK (1982) Veränderungen der Sexualfunktionen nach Hysterektomie. Ugeskr Laeger 144: 2933–2935

Lasnik E, Tatra G (1986) Sexualverhalten nach primärer Strahlentherapie des Zervixkarzinoms. Geburtshilfe Frauenheilkd 46: 813–816

Lazarov A, Jurokovski J, Adamova GA, Antonovski L (1979) Sexual response following hysterectomy. In: Carenza L, Zichella L (eds) Emotion und reproduction, vol 20B. Academic Press, New York

LeFloch O, Donaldson SS, Kaplan HS (1976) Pregnancy following oophoropexie and total nodal irradiation in women with Hodgkin's disease. Cancer 38: 2263–2268

Lentz L (1993) Der Indianer. Rowohlt, Reinbek

Linden M, Maier W, Achberger M, Herr R, Helmchen H, Benkert O (1996) Psychische Störungen und ihre Behandlung in Allgemeinpraxen in Deutschland. Nervenarzt 67: 205–215

Littler WA, Honour AJ, Sleight P (1974) Direct arterial pressure, heart rate and ECG during sexual intercourse. J Reprod Fertil 40: 321–331

Longo DL, Banks PM, Hoppe RT (1994) Hodgkin's disease. Rev Invest Clin [Suppl]: 73–83

Lopau I, Verres R (1995) Die Behandlung des fortgeschrittenen Prostatakarzinoms aus der Sicht der Patienten. In: Schwarz R, Bernhard J, Flechtner H, Küchler T, Hürny C (Hrsg) Lebensqualität in der Onkologie II. Zuckschwerdt, München, S 257–262

Lotze KW (1992) Befriedigende Beziehung trotz Tumoroperation? Sexuelle Rehabilitation sollte nicht nur Nebensache sein. Sexualmedizin 9: 502–510

Ludewig H (1987) Sexualmedizin in der Aus-, Weiter- und Fortbildung des Allgemeinarztes, Med. Dissertation, Universität Ulm.

Lustman PJ, Clouse RE (1990) Relationship of psychiatric illness to impotence in men with diabetes. Diabetes Care 13: 893–895

Margolis G, Goodmann RL, Rubin A (1990) Psychological effects of breast-conserving cancer treatment and mastectomy. Psychosomatics 31(1): 33–39

Masters WH, Johnson VE (1966) Human sexual response. Little & Brown, Boston. (Deutsch: Die sexuelle Reaktion. Rowohlt, Reinbek)

Masters WH, Johnson VE, Kolodny RC (1996) Heterosexualität. Die Liebe zwischen Mann und Frau. Ueberreuter, Wien

Mathew RJ, Weinman M, Claghorn JL (1980) Tricyclic side effects without tricyclics in depression. Psychopharmacol Bull 16: 53–60

Matteson GN, Armstrong R, Kimes HM (1984) Physician education in human sexuality. J Fam Pract 19: 683–684

McCulloch DK, Campbell IW, Wu FC, Prescott RJ, Clarke BF (1980) The prevalence of diabetic impotence. Diabetologia 18: 279

Melody GF (1962) Depressive reactions following hysterectomy. Am J Obstet Gynecol 83: 410

Mentzos S (1976) Interpersonale und institutionalisierte Abwehr. Suhrkamp, Frankfurt

Merrill DC (1986) Clinical experience with mentor inflatable penile prothesis in 206 patients. Urology 29: 589–592

Miller RN (1977) The emotional problems of patients with bladder cancer. Cancer Res 37: 2789–2791

Money J (1961) Components of eroticism in man II: The orgasm and genital somesthesia. J Nerv Ment Disease 132: 289–297

Money J (ed) (1965) Sex research: new developments. Holt, Rinehart & Winston, New York

Moore JT, Goldstein Y (1980) Sexual problems among family medicine patients. J Fam Pract 10: 243–247

Mount BM (1980) Psychological impact of urologic cancer. Cancer 45 [Suppl]: 1985-1992

Müller RP, Staar S (1996): Strahlentherapie des M. Hodgkin bei Erwachsenen. Onkologe 2: 138-142

Murphy GP, Mettlin C, Menck H, Winchester DP, Davidson AM (1994) National patterns of prostate cancer treatment by radical prostatectomy: results of a survey by the american college of surgeons commission of cancer. J Urol 152: 1817-1819

Myers SE, Schilsky RL (1992) Prospects for fertility after cancer chemotherapy. Semin Oncol 19: 597-604

Nagy ZP, Lui J, Joris H et al. (1995a) The result of intracytoplasmatic sperm injection is not related to any of the three basic sperm parameters. Hum Reprod 10: 1123

Nagy ZP, Silber S, Liu J, Devroey P, Janssenwillen C, van Steirteghem A (1995b) Using ejaculated, fresh, and frozen-thawed epididymal and testicular spermatozoa gives rise to comparable results after intracytoplasmatic sperm injection. Fertil Steril 63: 808-815

Nelson JC, Charney DS (1981) The symptoms of major depressive illness. Am J Psychiatry 138: 1-13

Nofzinger EA, Thase ME, Reynolds CF et al. (1993) Sexual function in depressed men. Assessment by self-report, behavioral, and nocturnal penile tumenescence measures before and after treatment with cognitive behavior therapy. Arch Gen Psychiatry 50: 24-30

Nordström GM, Nyman CR (1992) Male and female sexual function and activity following ileal conduit urinary diversion. Br J Urol 70: 33-39

Offit A (1979) Das sexuelle Ich. Klett-Cotta, Stuttgart

Oksaar E (1995) Arzt-Patient-Begegnung. „Alles Verhalten ist Kommunikation..." Dt Ärztebl 92(45): A 3045-3047

Opjordsmoen S, Fossa SD (1994) Quality of life in patients treated for penile cancer. A follow-up study. Brit J Urol 74: 652-657

Pacharzina K (1979) Der Arzt und die Sexualität seines Patienten. Ergebnisse einer Studie an 100 Ärzten für Allgemeinmedizin. In: Sigusch V (Hrsg) Sexualität und Medizin. Kiepenheuer & Witsch, Köln

Park NC, Min KS, Cha YI, Yoon JB (1990) Clinical experience of vacuum tumescence enhancement therapy for impotence. Int J Impotence Res 2: 181-186

Person EL, Ovesy L (1983) Psychoanalytic theories of gender identity. J Am Acad Psychoanal 11: 203-226

Persson G (1980) Sexuality in a 70-years-old urban population. J Psychosom Res 24(6): 335-342

Petersen PM, Hansen SW, Giwercman A, Rorth M, Skakkebaek NE (1994) Dose-dependent impairment of testicular function in patients treated with cisplatin-based chemotherapy for germ cell cancer. Ann Oncol 5: 355-358

Petri E (1996) Gynäkologische Urologie. Lösungen für die interdisziplinäre Diagnostik und Therapie, 2. Aufl. Thieme, Stuttgart

Petriconi R de, Kleinschmidt K, Flohr P, Paiss T, Hautmann R (1996) Die Ileumneonblase mit Anschluß an die weibliche Harnröhre. Urologe 35:284-290

Porst H, Buvat J, Meulemann EJH, Michal V, Wagner G (1996) Final results of a prospective multicenter-study with self-injection therapy with PGE1 after 4 years of follow-up. Int J Impotence Res 8(3): D118

Prill HJ (1964) Psychosomatische Gynäkologie. Urban & Schwarzenberg, München, S 65-66

Propping D, Katzorke T, Weißbach L (1985) Samenkryokonservierung als Fertilitätsprophylaxe bei urologischen Tumorpatienten. Aktuel Urol 16: 20-23

Redmann JR, Bajorunas DR, Goldstein MC et al. (1987) Semen cryopreservation and artificial insemination for Hidgkin's disease. J Clin Oncol 5: 233

Reik T (1976) Hören mit dem dritten Ohr. Hoffmann u. Campe, Hamburg

Richards DH (1973) Depression after hysterectomy. Lancet 25, 430

Richter E, Feyerabend T (1996) Grundlagen der Strahlentherapie. Springer, Berlin Heidelberg New York Tokio

Richter K (1996) Pathologie der Streßinkontinenz und die anatomischen Möglichkeiten ihrer chirurgischen Behandlung. In: Petri E (Hrsg) Gynäkologische Urologie, 2.Aufl. Thieme, Stuttgart

Richter K et al. (1976) Psychische Aspekte bei der Hysterektomie. Wien Klin Wochenschr 88: 733

Riehl-Emde A, Hänny G, Willi J (1994) Was Paare zusammenhält. Empirische Untersuchung zu den Gründen für und gegen Trennung bei Paaren in fester Partnerschaft Psychotherapeut 39: 17–24

Rister M, Müller AM, Gladtke E (1983) Gravidität nach Krebstherapie: Wie groß ist das Risiko? Dtsch Med Wochenschr 8: 1137–1142

Ronne H, Jensen SB, Sederberg-Olsen P (1980) Sexual dysfunction in a general practice. A study of 40 women and men in the age-group 26–45 years. Ugeskr Laeger 142: 401–404

Rowland JH, Holland JC, Chaglassian T, Kinne D (1993) Psychological response to breast reconstruction. Psychosomatics 34(3): 241–250

Rubin A, Babbott D (1958) Impotence and diabetes mellitus. JAMA 168: 498

Rüger U (1996) Psychodynamische und Coping-Prozesse bei Patienten mit körperlichen Erkrankungen. Z Psychosom Med 42: 169–178

Sanders JE, Bruckner CD, Leonard JM et al. (1983) Late effects on gonadal function of cyclophosphamide, total-body irradiation, and marrow transplantation. Transplantation 36: 252

Sanders JE, Bruckner CD, Amos D et al. (1988) Ovarian function following marrow transplantation for aplastic anemia or leukemia. J Clin Oncol 6: 813

Sanger WG, Armitage J, Schmidt MA (1980) Feasibility of semen cryopreservation in patients with malignant disease. J Am Med Assoc 244: 789

Sauer R (1996) Strahlenpathologie. In: Kauffmann G, Moser E, Sauer R (Hrsg) Radiologie. Grundlagen der Radiodiagnostik, Radiotherapie, Nuklearmedizin. Urban & Schwarzenberg, München

Sauer R, Keilholz L (1996) Toxizität der Strahlentherapie. In: Schmoll HJ, Höffken K, Possinger K (Hrsg) Kompendium internistische Onkologie, 2. Aufl. Springer, Berlin Heidelberg New York Tokio

Schenk J, Pfrang H (1982) Ehefrauen und Ehemänner – Welche Rolle spielt die Sexualität in der Ehe. Sexualmedizin 11: 11–14

Schiavi RC, Stimmel BB, Mandeli J, Rayfield EJ (1993) Diabetes mellitus and sexual function: a controlled study. Diabetologia 36: 745–751

Schiavi RC, Rehman J (1995) Sexuality and aging. Urol Clin N Amer 22: 711–726

Schiebel-Piest B (1995) Sexuelle Probleme im Zusammenhang mit onkologischen Erkrankungen. (Unveröffentl. Vortragsmanuskript)

Schmidt G (1995) Emanzipation und Wandel heterosexueller Beziehungen. In: Düring S, Hauch M (Hrsg) Heterosexuelle Verhältnisse. Beiträge zur Sexualforschung, Bd 71. Enke, Stuttgart

Schmidt-Matthiesen H, Bastert G (1995) Gynäkologische Onkologie: Diagnostik, Therapie und Nachsorge der bösartigen Genitaltumoren und des Mammakarzinoms, 5. Aufl. Schattauer, Stuttgart

Schneider E (1990) Umgang mit Intimität und Sexualität bei Krebspatienten. Ein Erfahrungsbericht. (Unveröffentl. Vortragsmanuskript)

Schover LR, Eschenbach AC von (1985) Sexual function and female radical cystectomy: a case series. J Urol 134: 465–467

Schover LR, Evans R, Eschenbach AC von (1986) Sexual rehabilitation and male radical cystectomie. J Urol 136: 1015–1017

Schover L, Fife M, Gershenson D (1989) Sexual dysfunction and treatment for early stage cervical cancer. Cancer 63(1): 204–212

Schover LR, Yetman RJ, Tuason LJ et al. (1995) Partial mastectomy and breast reconstruction. A comparison of their effects on psychosocial adjustment, body image, and sexuality. Cancer 75(1): 54–64

Schreer I (1995) Lebensqualität und Brustkrebs. In: Schwarz R, Bernhard J, Flechtner H, Küchler T, Hürny C (Hrsg) Lebensqualität in der Onkologie II. Zuckschwerdt, München, S 158–166

Schreiner-Engel P, Schiavi RC, Vietorisz D et al. (1985) Diabetes and female sexuality: a comparative study of women in relationships. J Sex Marital Ther 11: 165–175

Schüßler G (1993) Bewältigung chronischer Krankheiten. Vandenhoeck & Ruprecht, Göttingen

Shalet SM (1993) Effect of irradiation treatment on gonadal function in men treated for germ cell cancer. Eur Urol 23: 148–151

Sidi AA, Becher EF, Zhang G, Lewis JH (1990) Patient acceptance and satisfaction with an external negative pressure device for impotence. J Urol 144: 1154–1156

Siebel M, Freeman M, Graves W (1980) Carcinoma of the cervix and sexual function. Obstet Gynecol 55(4): 484–487

Sigusch V (1979): Sexuelle Funktionsstörungen. Sexualmed 8: 415–420, 462–466, 516–521

Sigusch V (1995) Organotherapien bei sexuellen Funktionsstörungen. Z Sexualforsch 8: 329–352

Sigusch V (Hrsg) (1996) Sexuelle Störungen und ihre Behandlung. Thieme, Stuttgart

Silber SJ, Nagy ZP, Liu J, Gogoy H, Devroey P, van Steirteghem AC (1994) Conventional in-vitro fertilization versus intracytoplasmatic sperm injection for patients requiring microsurgical sperm aspiration. Hum Reprod 9: 1705–1709

Silber SJ, van Steirteghem AC, Liu J, Nagy Z, Tournaye H, Devroey P (1995) High fertilization and pregnancy rate after intracytoplasmatic sperm injection with spermatozoa obtained from testicle biopsy. Hum Reprod 10: 148–152

Skakkeback N et al. (1981) Androgen replacement with oral testosterone undecanoate in hypogonadal men: a double-blind controlled study. Clin Endocrinol 14: 49–61

Skinner DG (1976) Non-seminomatous testis tumors: A plan of managament based on 96 patients to improve survival in all stages by combined therapeuic modalities. J Urol 115: 65–69

Skoog I (1996) Sex and swedish 85-years-olds. N Engl J Med 334(18): 1140–1141

Smith AD (1981) Causes and classification of impotence. Urol Clin N Am 8: 79

Smith BC (1982) Sexual counseling of diabetes impotence. Pat Counc Health Educ 4: 10–13

Spector JP, Carey MP (1990) Incidence and prevalence of the sexual dysfunctions: a critical review of the empirical literature. Arch Sex Behavior 19: 389–408

Staehler G, Leonhardt A, Knapp A, Wieland W (1985) Urologische Komplikationen nach Strahlentherapie von Carcinomen des Corpus uteri. Geburtshilfe Frauenheilkd 45: 630–633

Stamey TA, Schaeffer AJ, Condy M (1975) Clinical and roentgenographic evaluation of endoscopic suspension of the vesical neck for urinary incontinence. Surg Gynecol Obstet 140: 355–360

Steinberg MD, Juliano MA, Wise L (1985) Psychological outcome of lumpectomy versus mastectomy in the treatment of breast cancer. Am J Psychiat 142(1): 34–39

Stief C, Thron W, Truss M, Staubesand J, Jonas U (1996) Blasenfunktionsstörungen und erektile Dysfunktion bei Diabetes mellitus. Dt Ärztebl 93 (33): A 2082–2086

Strauß B (1996) Sexuelle Störungen und ihre Behandlung. Psychotherapeut 41: 384–385

Sydow K von (1995) Sexuelle Lebensformen älterer Frauen als Thema der psychotherapeutischen, beraterischen und ärztlichen Praxis. Psychosozial 18(2): 61–70

Teimourian B, Adham M (1982) Survey of patients' response to breast reconstruction. Ann Plast Surg 321–325

Temple-Smith PD, Southwick GJ, Yates CA, Trounson AO, de Kretser DM (1985) Human pregnancy by in vitro fertilization(IVF) using sperm aspirated from the epididymidis. J In Vitro Fertil Embryo Transfer 2: 119–122

Terhorst B (1992) Erektile Dysfunktion und ihre andrologisch-urologischen Grundlagen. In: Diabetes-Akademie Bad Mergentheim (Hrsg) Erektile Dysfunktion bei Diabetes mellitus, Herbstkolloquium 1992. Chiemgau-Druck, Traunstein, S 6–30

Thase ME, Reynolds CF, Jennings JR et al. (1988) Nocturnal penile tumescence is diminished in depressed men. Biol psychiatry 24: 33–46

Thüroff JW, Petri E (1996) Konservative Therapie von Funktionsstörungen des unteren Harntraktes. In Petri E (Hrsg) Gynäkologische Urologie, 2. Aufl. Thieme, Stuttgart, S 261–279

Tobin M, Mortimer PS, Meyer L, Lacey JH (1993) The psychological morbidity of breast cancer related arm swelling. Cancer 72 (11): 3348–3352

Ueno M (1963) The so-called coital death. Jpn J Leg Med 17: 535

Van Streiteghem AC, Nagy Z, Joris H et al. (1993) High fertilization and implantation rates after intracytoplasmatic sperm injection. Hum Reprod 8: 1061–1066

Vermeulen A (1996) Zentrale Regulation der Hodenfunktion. Integration hormoneller und metabolischer Signale. TW Urol Nephrol 8: 235–240

Verwoerdt A, Pfeiffer F, Wang HS (1969) Sexual behavior in senescence. II. Patterns of sexual activity and interest. Geriatrics 24: 137–154

Vincent CE, Vincent B, Greiss FC, Linton EB (1975) Some marital concomitants of carcinoma of the cervix. South Med J 68: 552–558

Virag R (1982) Intracavernous injection of papaverine for erectile failure. Lancet, 938

Vogt H-J (1980): Andrologie. In: Eicher W (Hrsg) Sexualmedizin in der Praxis. G. Fischer, Stuttgart

Wabrek AJ, Burchell RC (1980) Male sexual dysfunction associated with coronary heart disease. Arch Sex Beh 9: 69–75

Walcher W, Ralph G, Lahousen M, Scheer I, Tamussino K, Rollett H (1988) Sexualität nach Radikaloperation. Zentralbl Gynäkol 110: 1109–1116

Walsh PC, Kaufmann JJ, Coulson WF, Goodwin WE (1971) Retroperitoneal lymphadenectomy for testicular tumors. JAMA 21: 309–312

Walsh PC, Mostwin JL (1984) Radical prostatectomy and cystoprostatectomy with preservation of potency. Results using a new nerve-sparing technique. Brit J Urol 56: 694–697

Weissbach L, Mannhart A (1986) Probleme der Spermakonservierung bei Malignompatienten aus urologischer Sicht. In: Schill WB, Bollmann W (Hrsg) Spermakonsevierung. Insemination. In-vitro-Fertilisation. Urban & Schwarzenberg, München

Weissbach L, Boedefeld EA, Horstmann-Dubral B (1990) Surgical treatment of stage I non-seminomatous germ cell testis tumors. Eur Urol 17: 97—106

Wellisch DK, Jamison KR, Pasnau RO (1978) Psychosocial aspects of mastectomy. II: The man's perspective. Am J Psychiat 135(5): 543–546

Wendt H (1978) Die neuen Mythen der Sexualität. Psychologie heute 5(8): 42–49

Whitehead ED, Klyde BJ (1990) Diabetes-related impotence in the elderly. Clin Geriat Med 6: 771

WHO (1993) Laborhandbuch zur Untersuchung des menschlichen Ejakulats und der Spermien-Zervikalschleim-Interaktion, 3. Aufl. Springer, Berlin Heidelberg New York Tokyo. (Übers.: Nieschlag E, Bals-Pratsch M, Behre HM, Knuth UA, Meschede D, Nieschlag S)

WHO (1994) Internationale statistische Klassifikation der Krankheiten und verwandter Gesundheitsprobleme, 10. Revis, Band I: Systematisches Verzeichnis. Springer, Berlin Heidelberg New York Tokyo

Willi J (1975) Die Zweierbeziehung. Spannungsursachen Störungsmuster Klärungsprozesse Lösungsmodelle. Rowohlt, Reinbek

Willi J (1978) Therapie der Zweierbeziehung. Rowohlt, Reinbek

Williams NS, Johnston D (1983) The quality of life after rectal excision for low rectal cancer. Br J Surg 70: 460–462

Williams W (1985) Anaesthetic ejaculation. J Sex Marital Ther 11: 19–29

Witherington R (1989) Vacuum constriction device for management of erectile impotence. J Urol 141: 320–322

Wokalek H, Wetterauer U, Heite HJ (1995) Männerheilkunde Andrologie. G. Fischer, Stuttgart

Woods M, Tobin M, Mortimer P (1995) The psychosocial morbidity of breast cancer patients with lymphoedema. Cancer Nursing 18(6): 467–471

Zimmer D (1985) Sexualität und Partnerschaft. Grundlagen und Praxis psychologischer Behandlung. Urban & Schwarzenberg, München

Zorgniotti AW, Lefleur RS (1985) Auto-injection of the corpus cavernosum with a vasoactive drug combination for vasculogenic impotence. J Urol 133: 39

Anhang

Adressen

Selbsthilfegruppen und zentrale Einrichtungen

Hier können Adressen von Gruppen erfragt werden, die in Wohnortnähe arbeiten

Bundesverband der Frauenselbsthilfe nach Krebs e. V.

Die Frauenselbsthilfe nach Krebs wurde bereits 1976 gegründet und steht unter der Schirmherrschaft der Deutschen Krebshilfe. In ihr sind Frauen zusammengeschlossen, die eine Krebserkrankung und zum Teil auch die daraus resultierenden sexuellen Probleme aus eigenem Erleben kennen und sich zu Einzelgesprächen und Gruppengesprächskreisen treffen. Sie bietet einen von ehrenamtlich tätigen Mitgliedern durchgeführten Krankenhausbesuchsdienst an und gibt regelmäßig eine Mitgliederzeitschrift heraus. Im gesamten Bundesgebiet gibt es über 270 Gruppen, in denen sich über 30 000 Krebskranke organisiert haben.

Ursprünglich vor allem für an Brustkrebs erkrankte Frauen gedacht, können sich inzwischen alle krebskranken Frauen – und Männer! – an den Gruppenangeboten beteiligen.

> Bundesverband der Frauenselbsthilfe nach Krebs e. V.
> B 6, 10
> 68159 Mannheim
> Tel. (0621) 2 44 34
> Fax (0621) 15 48 77

Deutsche Ileostomie-, Colostomie-, Urostomie-Vereinigung e. V. (ILCO)

Der Name setzt sich aus den Bezeichnungen für die häufigsten Stomaoperationen zusammen, die Ileostomie (Dünndarmausgang) und die Kolostomie (Dickdarmausgang). Später wurden auch Patienten mit einer Urostomie (künstliche Harnableitung) in den Aufgabenbereich dieser Selbsthilfegruppe einbezogen.

Viele Stomaträger fühlen sich nach ihrer Operation unsicher, weil sie Angst haben, abgelehnt zu werden und glauben, man ekle sich vor ihnen – dies betrifft natürlich gerade auch den Bereich der Sexualität. Neben der medizinischen Versorgung bleibt jedoch bisher in den Kliniken nur wenig Zeit, sich um diese seelischen Probleme und Schwierigkeiten zu kümmern. Die ILCO hilft hier kompetent, verfügt dazu über etwa 250 regionale Gruppen im gesamten Bundesgebiet, in denen fast 10 000 Mitglieder organisiert sind. Sie bietet einen von ehrenamtlich tätigen Mitgliedern durchgeführten Krankenhausbesuchsdienst an und gibt regelmäßig eine Mitgliederzeitschrift heraus.

Deutsche Ileostomie, Colostomie, UrostomieVereinigung e. V. (ILCO)
Kepserstr. 50
85356 Freising
Tel. (08161) 8 49 09 u. 8 49 11
Fax (08161) 8 55 21

Bundesverband der Kehlkopflosen e. V.

In diesem Verband sind Menschen zusammengeschlossen, deren Kehlkopf entfernt werden mußte und die sich in dieser besonderen Situation gegenseitig unterstützen. Nach der Operation wird man dort u. a. über spezielle Hilfsmittel für Kehlkopflose (z. B. elektronische Sprechhilfen) beraten oder bei der Suche nach qualifizierten Logopäden unterstützt, die dabei behilflich sind, die Speiseröhren-Ersatzstimme zu erlernen. Viele Teilnehmer engagieren sich aber auch in den Gruppen, weil ihnen die ausschließlich medizinische Versorgung im Umgang mit der Krankheit und ihren Folgen nicht genügt.

Bundesverband der Kehlkopflosen e. V.
Obererle 65
45897 Gelsenkirchen
Tel. (0209) 59 22 82
Fax (0209) 59 22 82

Arbeitskreis der Pankreatektomierten e. V.

Im Arbeitskreis der Pankreatektomierten sind Menschen zusammengeschlossen, denen wegen unterschiedlichster Ursachen die Bauchspeicheldrüse entfernt wurde. Dieser Eingriff kann je nach Umfang einschneidende Veränderungen der gesamten Lebensweise mit sich bringen, da als Folge häufig ein Typ-I-Diabetes und die Abhängigkeit von künstlich zugeführten Verdauungsenzymen sowie von Vitaminen entstehen. Konsequente Blutzuckerkontrollen sowie eine strenge Diät werden dadurch notwendig.

Die Selbsthilfeorganisation hilft durch detaillierte medizinische Beratung. Sie bietet aber auch Unterstützung an, wenn im Zusammenhang mit der Erkrankung seelische Belastungen auftreten.

Arbeitskreis der Pankreatektomierten e. V.
Krefelder Str. 52
41539 Dormagen
Tel. (02133) 4 23 29
Fax (02133) 4 26 91

Deutsche Leukämie-Forschungshilfe (DLFH)

Hinter diesem eher wissenschaftlich klingenden Namen verbirgt sich die Selbsthilfegruppe für krebskranke Kinder und Jugendliche. Sie bietet für Eltern erkrankter Kinder Information und Beratung an und verfügt im gesamten Bundesgebiet über regionale Kontaktgruppen. Daneben sind in der DLFH aber auch krebskranke Jugendliche zusammengeschlossen, die sich in eigenen Gruppen organisiert haben und regelmäßig gemeinsame Veranstaltungen durchführen.

> Dachverband der Deutschen Leukämie-Forschungshilfe (DLFH)
> Joachimstr. 20
> 53113 Bonn
> Tel. (0228) 22 18 33
> Fax (0228) 21 86 46

Deutsche Gesellschaft für Inkontinenzhilfe e. V.

Informationen und Unterstützung für Patienten mit Harn oder Stuhlinkontinenz bietet die Gesellschaft für Inkontinenzhilfe, die auf Anfrage umfangreiches Informationsmaterial sowie Ansprechadressen zusendet.

> Deutsche Gesellschaft für Inkontinenzhilfe e. V.
> Friedrich-Ebert-Str. 124
> 34119 Kassel
> Tel. (0561) 78 06 04
> Fax (0561) 77 67 70

Weitere Adressen, auch von nicht in den hier genannten Organisationen zusammengeschlossenen Selbsthilfegruppen, sind über die folgenden Stellen zu erfahren:

Nationale Kontakt- und Informationsstelle zur Anregung und Unterstützung- von Selbsthilfegruppen (NAKOS)

> Albrecht-Achilles-Str. 65
> 10709 Berlin
> Tel. (030) 8 91 40 19
> Fax (030) 8 93 40 14

Deutsche Arbeitsgemeinschaft Selbsthilfegruppen e. V. (DAGSHG)

> Friedrichstr. 28
> 35392 Gießen
> Tel. (0641) 9 94 56 12

MalteserTelefon

Das MalteserTelefon ist eine Service-Einrichtung, die Ratsuchenden Kontakta-dressen von Verbänden, staatlichen Stellen, Selbsthilfegruppen und privaten Initiativen in der Bundesrepublik vermittelt.

MalteserTelefon
Tel. (0221) 9 82 22 22
Fax (0221) 9 82 24 69

Krebsinformationsdienst (KID)

Der telefonische Krebsinformationsdienst ist an das Deutsche Krebsforschungs-zentrum in Heidelberg angegliedert und will als Drehscheibe zwischen Arzt und Patient, zwischen Forschungseinrichtung und Bürger fungieren.

Speziell dazu ausgebildete haupt- und ehrenamtliche Mitarbeiter informieren jeden Interessierten kostenlos zu Fragen der Krebsursachen, Krebsentstehung, Krebsverhütung, Krebserkennung und -behandlung sowie der Nachsorge. Er ver-mittelt auch Adressen von Selbsthilfegruppen für Krebspatienten und deren Angehörige und gibt Hinweise auf empfehlenswerte Bücher, Broschüren und Informationsmaterialien zum Thema Krebs.

Zu bestimmten Zeiten wird auch ein Informationsdienst in türkischer Sprache angeboten.

Krebsinformationsdienst (KID)
Deutsches Krebsforschungszentrum Heidelberg
Im Neuenheimer Feld 280
69120 Heidelberg
Tel. (06221) 41 01 21
(Montag bis Freitag 8.00–20.00 Uhr)

Deutsche Krebshilfe

Hier werden Auskünfte über Adressen von in Wohnortnähe gelegenen Selbsthil-fegruppen für Krebskranke erteilt.

Deutsche Krebshilfe e. V.
Thomas-Mann-Str. 40
53111 Bonn
Tel. (0228) 72 99 00
Fax (0228) 72 99 0 11

Institute für Spermakonservierung
in aufsteigender Reihenfolge der Postleitzahlen.

Priv.-Doz. Dr.med. U. Schneider
Deutsche Klinik für Fortpflanzungs-
medizin GmbH
Hannoversche Straße 24
31848 Bad Münder
Tel. (05042) 94 01 00
Fax (05042) 94 02 08

CRYO-Bank Krefeld
Fütingsweg 34
47805 Krefeld
Tel. (02151) 37 90
Fax (02151) 37 94 77

Hautklinik der Universität Marburg
Andrologisches Labor
Prof. Dr.med. Krause
Deutschhausstraße 9
35037 Marburg
Tel. (06421) 28 64 75
(Nur zur Untersuchung und Behand-
lung. Lagerung in der CRYO-Bank
Krefeld)

Dermatologische Klinik und Poliklinik
der Universität München
Abteilung für Andrologie
Frauenlobstraße 9–11
80337 München 2
Tel. (089) 51 60 46 08
(Nur für Tumorpatienten)

Dr.med. Dembinski
Alexanderstraße 53
70182 Stuttgart
Tel. (0711) 24 03 33
Fax (0711) 24 09 05
(Lagerung in der CRYO-Bank Krefeld)

Allgemeines Krankenhaus Celle
Humansperma-Ring e. V.
Prof. Dr.med. Klippel
Siemensplatz 4
29223 Celle
Tel. (05141) 72 14 51
Fax (05141) 73 14 59

Dr.med. Rapprich
Humansperma-Ring e. V.
Schumannstr. 39
60325 Frankfurt am Main
Tel. (069) 74 70 77
Fax (069) 7 41 03 40
(Nur mit Voranmeldung)

Dr.med. Palm
Josef-Haubrich-Straße 5
50676 Köln
Tel. (0221) 2 03 75 10
Fax (0221) 24 70 19

Gemeinschaftspraxis
Dr. med. Kazorke, Dr. med. Propping
Humansperma-Ring e. V.
Kettwiger Straße 2–19
45127 Essen
Tel. (0201) 22 11 38
Fax (0201) 23 56 56

Dr.med. Bleichrodt
Winterthurer Straße 5
81476 München
Tel. (089) 75 32 10
Fax (089) 75 59 7 82

183

Institut für Reproduktionsmedizin der
Universität Münster
Domagkstraße 11 a
48149 Münster
Tel. (0251) 8 35 60 97
Fax (0251) 8 35 60 93

Gemeinschaftspraxis Dr.med. Happel,
Dr.med. Thaele, Dr.med. Bühhler
Kaiserstraße 7
66111 Saarbrücken
Tel. (0681) 93 60 20
Fax (0681) 9 36 32 10

Dr.med. Bispink
Palmaillee 96
22767 Hamburg
Tel. (040) 3 89 52 77
Fax (040) 30 68 36 69

Gemeinschaftspraxis Dr. Kupka/Klick
Graf-Adolf-Str. 18
40212 Düsseldorf
Tel. (0211) 32 05 75
Fax (0211) 32 05 57

Gemeinschaftspraxis
Dr. Verhoeven/Scholtes/Marx
Neusser Str. 111
40212 Düsseldorf
Tel. (0211) 9 01 97-0
Fax (0211) 9 01 97 50

Praxis Dr. Schorsch
Zentrum für Reproduktionsmedizin
Mainzer Str. 98–102
65189 Wiesbaden
Tel. (0611) 9 76 32-0
Fax (0611) 9 76 32 10

Praxis Dr.med. Kostrzewa
Rohrbacher Str. 9
69115 Heidelberg
Tel. (06221) 18 31 00
Fax (06221) 16 51 70

Universitäts-Frauenklinik
Dr. Keck
Hugstetter Str. 55
79106 Freiburg
Tel. (0761) 2 70 31 87
Fax (0761) 2 70 30 33

Gynäkologische Gemeinschaftspraxis
Prof. Dr. Wolf u. Partner
Frauenstr. 51
89073 Ulm
Tel. (0731) 96 65 10
Fax (0731) 9 66 51 30

Praxis Dr. van Uem
Michael-Vogel-Str. 1 e
91052 Erlangen
Tel. (09131) 8 09 50
Fax (09131) 80 95 30

Univ.-Doz. Dr.med. G. Lunglmayr
Urologische Abteilung d. a. ö. Kran-
kenhauses
A-2130 Mistelbach
Tel. (0043-25) 72 21 12

Priv. Doz. Dr.med. M. Litschge
Chefarzt der Frauenklinik
Kantonsspital
CH-8207 Schaffhausen
Tel. (0041-5) 26 34 23 15
Fax (0041-5) 26 34 23 98

Kontaktadressen qualifizierter Sexualtherapeuten

Vermittlung über die Deutsche Gesellschaft für Sexualforschung (DGS)

Abteilung für Sexualforschung
Universitätskrankenhaus Eppendorf
Martinistr. 52
20246 Hamburg
Tel.(040) 47 17 22 25
Fax (040) 47 17 64 06

Abteilung für Sexualwissenschaft
Klinikum der J.W. von Goethe Universität
Theodor-Stern-Kai 7
60596 Frankfurt
Tel. (069) 63 01 76 14
Fax (069) 63 01 66 58

Die Adressen der Sexualberatungsstellen der Pro Familia e.V. sind zu erfahren über:

Deutsche Gesellschaft für Familienplanung,
Sexualpädagogik und Sexualberatung e.V. Pro Familia
Bundesgeschäftsstelle der Pro Familia
Stresemannallee 3
60596 Frankfurt
Tel. (069) 63 90 02
Fax: (0 69) 63 98 52

Literaturempfehlungen für Patienten

Zum Thema Sexualität

Butler RN, Lewis M I (1996) Alte Liebe rostet nicht. Über den Umgang mit Sexualität im Alter. Huber, Bern

Dunde S (Hrsg) (1992) Handbuch Sexualität. Deutscher Studien Verlag, Weinheim

Haeberle EJ (1985) Die Sexualität des Menschen, 2. Aufl. De Gruyter, Berlin

Masters WH, Johnson VE, Kolodny RC (1996) Heterosexualität. Die Liebe zwischen Mann und Frau. Ueberreuter, Wien

Offit A (1979) Das sexuelle Ich. Klett-Cotta, Stuttgart

Zilbergeld B (1994) Die neue Sexualität der Männer. Deutsche Verlagsgesellschaft für Verhaltenstherapie, Tübingen

Zum Thema Krebs und Sexualität

Zettl S, Hartlapp J (1996) Krebs und Sexualität. Ein Ratgeber für Krebspatienten und ihre Partner. Weingärtner, St. Augustin

Zum Thema Brustkrebs

Berg L (1995) Brustkrebs. Wissen gegen Angst. Ein Handbuch. Kunstmann, München

Love S (1996) Das Brustbuch. Was Frauen wissen wollen. Limes, München

Zum Thema Inkontinenz

Millard RJ (1992) Vom Drang zur Pein. Blasenkontrolle als Selbsthilfe für Sie und Ihn. Ehrenwirth, München

Sachsenmaier B (1991) Inkontinenz. Hilfen, Versorgung und Pflege. Schlütersche Verlagsanstalt, Hannover

Zur Arbeit der Selbsthilfegruppen

Alt D, Boehm G von, Weiss G (Hrsg) (1986) Miteinander reden. Brustkrebskranke Frauen sprechen mit Experten. Springer, Berlin Heidelberg New York Tokyo

Koesters W (1992) Vom Ich zum Wir. Selbsthilfegruppen finden, gründen, führen. Trias, Stuttgart

Moeller ML (1978) Selbsthilfegruppen. Rowohlt, Reinbek

Patienten Literatur Dienst

Bei der Suche nach geeigneter Literatur zu den Themen Krebs oder Sexualität hilft der Patienten Literatur Dienst. Er verschickt auf Anfrage ein ausführliches Literaturverzeichnis oder hilft individuell bei der Suche nach Veröffentlichungen zu speziellen Fragestellungen. Kurzfristig kann über diesen Literaturdienst auch jedes gewünschte Buch zum normalen Ladenpreis bestellt und geliefert werden.

Patienten Literatur Dienst
Danziger Straße 11
53757 St. Augustin
Tel. (02241) 20 22 74
Fax (02241) 20 23 60

Sachverzeichnis

GPSR Compliance

The European Union's (EU) General Product Safety Regulation (GPSR) is a set of rules that requires consumer products to be safe and our obligations to ensure this.

If you have any concerns about our products, you can contact us on ProductSafety@springernature.com

In case Publisher is established outside the EU, the EU authorized representative is:

Springer Nature Customer Service Center GmbH
Europaplatz 3
69115 Heidelberg, Germany

The manufacturer's authorised representative in the EU is Springer
Nature Customer Service Centre GmbH, Europaplatz 3, 69115 Heidelberg,
Germany. If you have any concerns regarding our products, please
contact ProductSafety@springernature.com

Printed and bound by CPI Group (UK) Ltd, Croydon, CR0 4YY
27/04/2026
02097573-0004